Andreas Thomas und Helmut Hasche

Selbstkontrolle

bei Diabetes

Bibliografische Information Der Deutschen Bibliothek

Die Deutsche Bibliothek verzeichnet diese Publikation in der Deutschen Nationalbibliografie; detaillierte bibliografische Daten sind im Internet über <http://dnb.ddb.de> abrufbar.

ISBN 3-87409-354-9

Autoren:

Dr. Andreas Thomas
DIA REAL GmbH
Zwickauer Straße 97
01087 Dresden

Dr. med. Helmut Hasche
Ludwigstraße 10
97688 Bad Kissingen

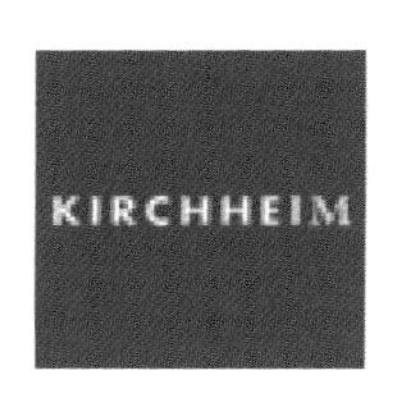

2. Auflage 2003

Postfach 25 24, 55015 Mainz

Einleitung

Vieles hinsichtlich der Behandlung des Diabetes mellitus hat sich in den letzten Jahren grundlegend geändert. So kann nach den heutigen Vorstellungen eine normnahe Stoffwechselführung nur dann realisiert werden, wenn die an die Behandlung angepasste Selbstkontrolle regelmäßig vorgenommen wird.

Selbstkontrolle gilt für jede Art des Diabetes mellitus, wird aber noch immer in unzureichendem Maße von den Betroffenen durchgeführt und in nicht ausreichender Weise von den Ärzten verordnet, auch wenn es in den letzten Jahren eine positive Entwicklung gegeben hat. Aktuell verlässliche Daten fehlen zwar, aber man darf vermuten, dass im Vergleich zu 1994 inzwischen doch deutlich mehr als 7,1 % der Diabetiker (vgl. Hauner Dtsch. med. Wschr. 119 (1994)) Selbstkontrolle durchführen.

Die trotzdem noch immer nicht ausreichende Selbstkontrolle wird zwar erklärt durch die heute nicht mehr haltbare Vorstellung, dass der Diabetes über einen längeren Zeitraum „eingestellt" werden kann, d. h. dass irgendwann ein Punkt erreicht wird, der dann eine stabile Stoffwechselsituation garantiert. Bedauerlicherweise kann ein solcher Zustand niemals erreicht werden, so dass es für alle vom Diabetes Betroffenen heute heißt, dass sie regelmäßig die Stoffwechselsituation überprüfen müssen. Hinsichtlich der Stoffwechselführung und -gestaltung setzt sich mehr und mehr der Begriff des „Empowerment" durch. Dieser Begriff bedeutet, dass jeder Betroffene für sich selbst gelernt haben sollte, eigene Entscheidungen zu fällen. Das setzt Schulung voraus, beinhaltet aber stets Selbstverantwortung und die Fähigkeit, eigene Entscheidungen zu fällen.

Im Gegensatz zu den Befürchtungen mancher Ärzte, sie würden dadurch überflüssig, können sie zu wesentlichen Partnern der Betroffenen werden. Gerade die Ärzte bekommen mehr und mehr die Aufgabe, die Selbstkontrollaufzeichnungen zu erörtern und mit den von ihnen betreuten Patienten neue Strategien der Diabetestherapie zu diskutieren. Zudem haben die betreuenden Ärzte die Aufgabe, im Rahmen der qualitätsgesicherten Medizin regelmäßige Kontrollen hinsichtlich der Entwicklung von diabetischen Folgekrankheiten durchzuführen, so dass die ärztliche Betreuung ebenfalls durch die Selbstkontrolle völlig neue Bestimmungen erhält.

Dieses Büchlein hat die Aufgabe, die Selbstkontrolle und deren Dokumentation darzustellen. Damit verbindet sich die Möglichkeit, die Selbstkontrolle mit den unterschiedlichen Behandlungsformen des Diabetes mellitus zu verknüpfen. Gleichzeitig soll der Blick kritisch dafür geschärft werden, dass nicht jeder Betroffene die gleiche Art der Selbstkontrolle durchführen kann. Weiterhin erachten wir es für wichtig, die derzeit in der Entwicklung befindlichen Produkte für die Glukosemessung vorzustellen und realistisch zu beurteilen, weil darüber aus dem Kreis der Diabetiker viele Fragen kommen und hohe Erwartungen bestehen.

Damit ergänzt dieses Büchlein, das vornehmlich für die Betroffenen geschrieben wurde, die bisher veröffentlichten Bücher des Kirchheim-Verlages, der sich in vielen Jahren zum Diabetes-Fachverlag weiterentwickelt und damit viel Kompetenz erarbeitet hat.

Helmut Hasche, Bad Kissingen
Andreas Thomas, Dresden
April 2003

Entwicklung der Selbstkontrolle

Seit dem Erscheinen der ersten Auflage dieses Buches im Jahr 1997 hat sich nicht nur unter den Diabetesspezialisten, sondern auch unter vielen Hausärzten die Auffassung durchgesetzt, dass die Selbstkontrolle eine zentrale Bedeutung bei der Behandlung des Diabetes mellitus besitzt. Sie ist dabei nicht nur Teil eines therapeutischen Konzeptes, welches der Arzt festlegt, sondern sie fordert und fördert die unmittelbare aktive Gestaltung der Therapie durch den Patienten. Insofern ist die Selbstkontrolle weit mehr als die Kontrolle eines augenblicklichen Körperzustandes. Moderne Diabetestherapie bedeutet deshalb nach heutigen Vorstellungen, dass die **Selbstkontrolle** die Voraussetzung für die **Selbstanpassung** der Therapie durch den Patienten **selbst** ist.

Vorgreifend auf Abschnitt 3 muss an dieser Stelle darauf verwiesen werden, dass es verschiedene Möglichkeiten der Selbstkontrolle gibt. Selbstkontrolle bedeutet nämlich für den Diabetiker nicht nur die Kontrolle des Blutzuckers. Dazu zählt auch die Kontrolle des Blutdrucks, des Körpergewichts, der Spritzstellen u. a. m. Neben der eigentlichen Methode bestehen die Unterschiede für den Betroffenen auch in der Möglichkeit oder Unmöglichkeit, auf die erfolgte Kontrolle mit geeigneten therapeutischen Maßnahmen oder mit Verhaltensänderungen reagieren zu können.

Es hat sich also eine Menge geändert auf dem Gebiet der Selbstkontrolle. Sowohl die Ansichten darüber haben eine erstaunliche Wandlung erfahren als auch die heute zur Verfügung stehenden modernen technischen Errungenschaften, die eine rasche und zuverlässige Messung des Blutzuckers und auch anderer wichtiger Messgrößen ermöglichen. Zu diesen neuen Möglichkeiten zählt auch die kontinuierliche, d. h. die ununterbrochen über einen längeren Zeitraum (Stunden bis Tage) durchführbare Bestimmung des Zuckers im Organismus. Dieser neuen Möglichkeit wird im Rahmen dieses Buches ein gesonderter Abschnitt gewidmet.

Wegen ihres wichtigen Stellenwertes steht der Blutzuckerselbstkontrolle ein bedeutender Platz zu. In den ersten Jahren der Insulintherapie, d. h. in den 20er und 30er Jahren des letzten Jahrhunderts, hatte der berühmte Diabetesarzt JOSLIN bereits die Blutzuckermessungen vor den Mahlzeiten gefordert. Die Bestimmung dieses Wertes war jedoch derartig teuer und aufwändig, dass an die Realisierung dieses Wunsches nicht zu denken war. JOSLINs Forderung hatte dabei auch etwas damit zu tun, dass für die Diabetestherapie ausschließlich Alt-(Normal-)Insulin zur Verfügung stand.

Dieser Wunsch geriet später in Vergessenheit, da man andere Ziele in der Insulintherapie erreichen wollte. Man wollte immunologisch saubere Insuline haben und war auf der Suche nach möglichst langwirksamen Insulinen, die nur einmal am Tage injiziert werden mussten. Schließlich waren die Umstände beim Insulinspritzen damals für den Diabetiker äußerst unangenehm. Es gab nur Spritzen, die von den Betroffenen selbst sterilisiert werden mussten. Die zur Verfügung stehenden Kanülen waren so dick, dass das Spritzen eine schmerzhafte Tortur darstellte und folglich große Überwindung kostete (Abb. 1.1). Daher wird auch verständlich, dass man den Wunsch nach Selbstkontrolle sogar als überflüssig empfand.

Was sollte es auch: Nach Einführung der Verzögerungsinsuline ließ die Therapie mit einer oder zwei Spritzen am Tag sowieso kaum Flexibilität zu, so dass eine Änderung bei der Insulindosierung vom Arzt nur jeweils zu den Arztbesuchen festgelegt werden konnte. Selbst im Jahr 1980 schrieb WILLMS noch in dem Buch „Was ein Diabetiker alles wissen muß“ (Kirchheim 1980): „Außerdem kostet ein Blutzuckermeßstreifen mehr als 1 DM, deshalb ist die Blutzuckerselbstkontrolle sowohl aus methodischen wie auch aus finanziellen Gründen undurchführbar. Sie ist aber auch überflüssig.“ Der Wandel der Ansichten in nur wenigen Jahren wird in der Auflage des gleichen Werkes von 1989 besonders deutlich, denn hier findet sich eine völlig anderslautende Aussage, die heute Gültigkeit besitzt: „Jeder insulinspritzende Diabetiker sollte demnach in der Lage sein, seinen Blutzucker selbst zu messen“.

Jahre zuvor wurde in einem Buch von BERTRAM (1947) die Selbstkontrolle überhaupt nicht erwähnt, es wird lediglich auf den Sammelurin verwiesen, den man untersuchen könne. Allerdings bezieht sich die Aussage ausschließlich auf den Arzt und nicht auf den Betroffenen selbst. Nach seiner Vorstellung sollte sich die Diabeteseinstellung nach dem Sammelurin und damit der Gesamtmenge des ausgeschiedenen Zuckers richten. Eine gute Stoffwechselführung war noch vorhanden, wenn im Urin nicht mehr als 10 % der zugeführten Kohlenhydrate ausgeschieden wurden. Man muss annehmen, dass diese Vorstellung das vermehrte Auftreten von Folgekrankheiten begünstigt hat und widerspricht verständlicherweise dem heutigen medizinischen Denken.

Die Untersuchung des Sammelurins führte zu den lästigen Harnsammelaktio-

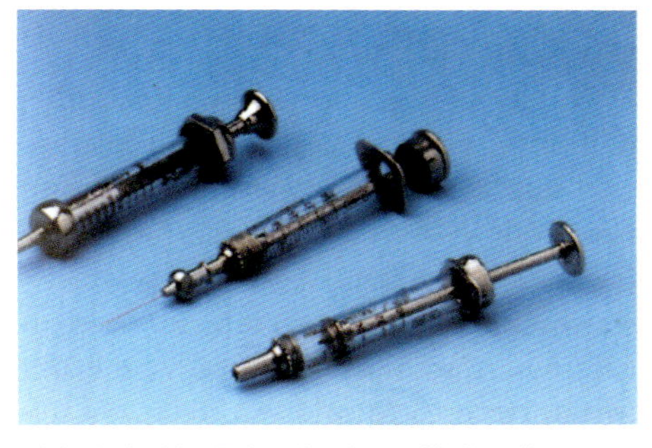

Abb. 1.1: Alte Rekordspritzen für Insulin

nen, denen sich Diabetiker in manchen Kliniken auch heute noch ausgesetzt sehen. Die Behandlung eines Diabetikers ist jedoch auch ohne diese veraltete Methode möglich, die nur in Einzelfällen und bei besonderen Fragestellungen ihre Berechtigung besitzt.

Die Selbstkontrolle, die sich in zunehmendem Maße erst in den letzten zehn Jahren entwickelt hat, hat den Charakter der Diabetestherapie gänzlich verändert. Gerade die jüngeren Diabetiker profitieren am meisten von diesen Möglichkeiten. Eine intensivierte konventionelle Insulintherapie oder eine Pumpenbehandlung sind ohne die Blutzuckerselbstkontrolle heute nicht mehr denkbar. Damit steht die Selbstkontrolle in unmittelbarem Zusammenhang mit einer völlig veränderten Philosophie hinsichtlich der Diabetestherapie. Inzwischen wurde durch verschiedene Studien – beispielgebend sei die DCCT (Diabetes Control and Complication Trial) genannt – der Beweis erbracht, dass diese Behandlungsform zu einer besseren Stoffwechselsituation führt und dadurch die gefürchteten diabetischen Folgekrankheiten vermieden oder ihr Auftreten zumindest verzögert werden kann.

Unter der konventionellen Insulinbehandlung muss stets gegen die Insulinwirkung angegessen werden. Die Folgen sind wesentliche Einschränkungen im Lebensrhythmus, denn beispielsweise sind Zwischenmahlzeiten einzunehmen, damit keine Unterzuckerungen auftreten. Man kann sich vorstellen, wie problematisch das ist, wenn beruflich bedingt ein völlig unregelmäßiger Tagesablauf, wie bei Ärzten, Handlungsreisenden u. a., gefordert ist. Dagegen kann man im Rahmen der intensivierten Insulinbehandlung mit der Insulinwirkung essen, d. h. das Insulin wird so dosiert, dass es genau den Anstieg des Blutzuckers durch die Mahlzeit ausgleicht. Auch auf sich ändernde Verhältnisse im Alltag kann die Dosierung des Insulins angepasst werden bzw. lassen sich Korrekturen durchführen. Daraus leitet sich ab, dass der Diabetiker die Insulintherapie seinen Lebensbedürfnissen entsprechend anpassen kann und damit Flexibilität und Lebensqualität gewinnt. **All das setzt jedoch stets die Kenntnis des aktuellen Blutzuckerwertes voraus.**

Glücklicherweise findet man heute immer seltener die archaische Vorstellung, man könne den Diabetes mittels Langzeit-Insulinen im Rahmen einer konventionellen Therapie „gut einstellen". Bei der ersten Ausgabe dieses Buches vor 6 Jahren war das zum Teil noch der Fall und musste an dieser Stelle scharf kritisiert werden. Die zum Teil völlig unsinnige Einweisung von Diabetikern in Krankenhäuser, in denen nicht einmal eine vernünftige Schulung angeboten wurde, hat deutlich nachgelassen. Es hat sich gezeigt, dass man mit einer festgelegten Menge an Insulin und der gelegentlichen ärztlichen Überprüfung und Veränderung der Insulindosierung anhand des dabei zufällig festgestellten Blutzuckerwertes nicht in der Lage ist, stabile Stoffwechselverhältnisse ohne wesentliche Schwankungen herzustellen. Auch die gelegentliche Durchführung von Tagesprofilen ist kein Ersatz für die Selbstkontrolle und nicht ausreichend, um die Therapie zu beurteilen. Schließlich kann es durchaus vorkommen, dass der Blutzucker bei insulinpflichtigen Diabetikern an einem Tage im extremen Fall über 300 bis 400 mg/dl (16,7 bis 22,2 mmol/l) schwanken kann, was die tägliche Kontrolle erforderlich erscheinen lässt. Abbildung 1.2 zeigt illustriert als Beispiel die Auswertung von Blutzuckertagesprofilen über 90 Tage von einem Typ-1-Diabetiker mit einem HbA_{1c}-Wert von 6,7 %. Bei diesem Betroffenen betragen an manchen Tagen die durch die Selbstkontrolle erfassten Blutzuckerschwankungen bis 250 mg/dl.

Stoffwechselselbstkontrolle bedeutete bis in die 80er Jahre hinein fast ausschließlich Harnzuckerkontrolle. Die Clinitesttablette (Abb. 1.3) hatte eine gewisse Monopolstellung gegenüber den aufwändigeren Verfahren wie die Polarimetrie (Abb. 1.4) oder dem Glukorator, wo der Urin gekocht wurde – die Menge des Kupfersulfates war proportional der Menge des ausgeschiedenen Zuckers. Man war damals der Ansicht, dass die Harnzuckerselbstkontrolle ausreichend

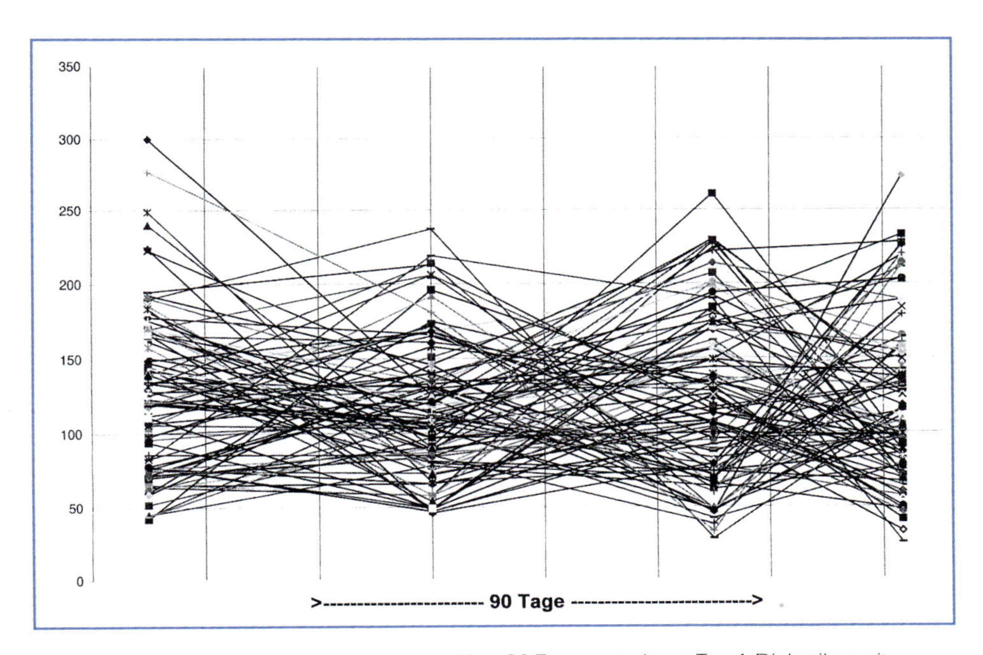

Abb. 1.2: Auswertung der Blutzuckerwerte über 90 Tage von einem Typ-1-Diabetiker mit einem HbA_{1c}-Wert von 6,7 %. Die täglichen Blutzuckerschwankungen liegen im Bereich bis 250 mg/dl

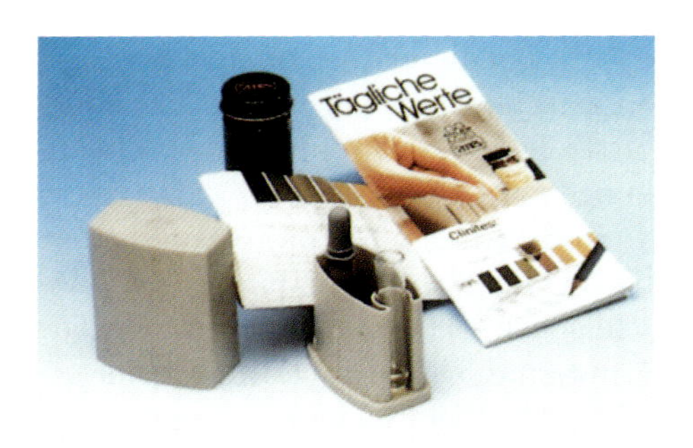

Abb. 1.3: Das Clinitestverfahren zur Harnzucker-Selbstkontrolle

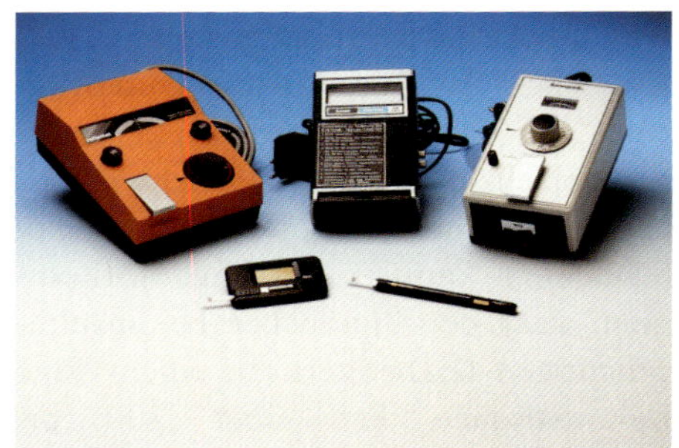

Abb. 1.5: Geräte zur Blutzuckermessung – alt und neu – ein Größenvergleich

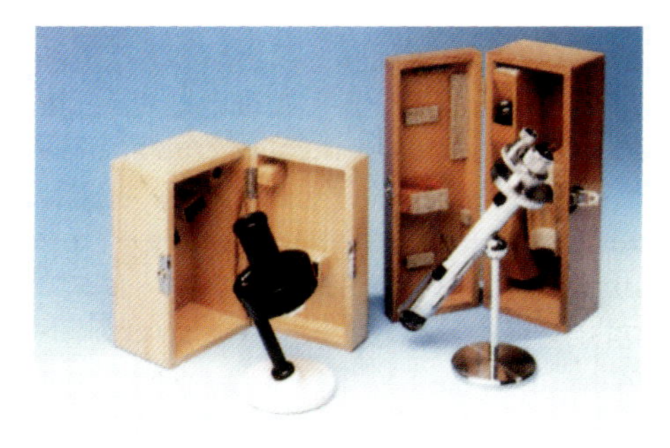

Abb. 1.4: Blutzuckerkolorimeter und Harnzuckerpolarimeter

sei, um die Stoffwechselführung zu beurteilen. Hinzu kam die ärztliche Vorstellung, dass es den Betroffenen kaum zuzumuten sei, sich zur Gewinnung von Blut noch zusätzlich zu verletzen. Zudem waren die Blutzuckermessgeräte unhandlich und konnten nicht mitgenommen werden (Abb. 1.5). Diese Meinung wurde auch von dem Autor vertreten, bis die Betroffenen ihn eines Besseren belehrt und von der Notwendigkeit der Blutzuckermessung überzeugt hatten.

Heute steht neben der Harnzuckerkontrolle insbesondere die Blutzuckermessung als Selbstkontrollmöglichkeit für den Zuckerstoffwechsel zur Verfügung, wobei letztere sich deutlich durchgesetzt hat. Hatte vor fünf Jahren die reflektometrische Bestimmung des Blutzuckers noch den Vorrang, so messen heute fast alle modernen Blutzuckerteststreifen und -Geräte elektrochemisch. Neben kürzeren Messzeiten und einer saubereren Handhabung (z. B. durch das Blut aufsaugende Testfelder) liegt der Vorteil dieser Teststreifengeneration besonders in der für die Messung notwendigen geringeren Blutmenge.

Glücklicherweise sind die in der ersten Auflage dieses Buches genannten Schwierigkeiten und Unsicherheiten in der Verordnung von Teststreifen für die Selbstkontrolle geringer geworden, wenn auch bei weitem noch nicht behoben. 1994 war noch zu kritisieren, dass nur 7,1 % der Diabetiker regelmäßig ihre Selbstkontrolle durchführten. Schlechte therapeutische Ergebnisse und hohe Kosten durch Klinikaufenthalte waren die Folge.

Dass daraus die Konsequenz abgeleitet wurde, die Hürden für die Durchführung der Selbstkontrolle wesentlich zu verringern, kann Diabetologen, Patientenorganisationen und auch Leistungserbringern als Erfolg angerechnet werden. So stieg die Zahl der Verordnungen bei Blutzuckerteststreifen von 4,408 Millionen im Jahr 1999 auf 5,617 Millionen im Jahr 2001, was einer Steigerung um 27,4 % entspricht. Eine Patientenbefragung im Jahr 2001 von WASHINGTON in 11 europäischen Ländern ergab für Deutschland durchaus Spitzenwerte bei der Frage, wie häufig insulinbehandelte Patienten ihren Blutzucker messen. Auch in der Gesundheitspolitik wurde der Zusammenhang zwischen Blutzuckerselbstkontrolle, verbesserter Stoffechseleinstellung und damit langfristig niedrigeren Kosten bereits berücksichtigt. So gibt es seit 2000 im Bundesland Sachsen bereits Richtlinien darüber, wie viel Blutzuckerteststreifen pro Quartal in Abhängigkeit von der durchgeführten Therapie verordnet werden sollten (oder können). Ärzte, die am Sächsischen Diabetesvertrag* teilnehmen, können Teststreifen in der empfohlenen Menge verordnen, ohne dass damit ihr Budget belastet wird. Der Berufsverband Deutscher Diabetologen (BDD) setzt sich dafür ein, diese Regelungen bundesweit zu übernehmen.

Trotz dieser erfreulichen Tendenz ist es aber noch lange nicht so, dass alle Diabetiker die modernen Möglichkeiten der Selbstkontrolle von ihren behandelnden Ärzten angeboten bekommen und damit auch wahrnehmen können. Obwohl jeder Betroffene selbst nach dem Sozialgesetz das Recht und die Pflicht hat, Selbstkontrollen durchzuführen, gibt es immer noch eine Reihe von Ärzten, die aus Angst vor Regressen ihren Patienten nicht die notwendigen Teststreifen verordnen. Es gibt andererseits aber auch eine Reihe von Betroffenen, die weder an der Selbstkontrolle noch an der Dokumentation der Werte Interesse zeigen – leider. Hin und wieder machen sogar auch noch die Krankenkassen – ganz besonders aber die Privatkassen – Schwierigkeiten hinsichtlich der Kostenübernahme der Testmaterialien. Neben der Schaffung von Rahmenbedingungen wie in Sachsen* muss hier auch weiterhin Überzeugungsarbeit bei Patienten und auch Ärzten geleistet werden. Der Gewinn besteht für den Patienten in einer besseren Stoffwechseleinstellung und damit einer besseren Lebensqualität. Für die Kostenträger werden sich dabei langfristig Einsparungen ergeben, weil durch eine bessere Ergebnisqualität kostenintensive diabetische Folgeerkrankungen vermindert auftreten.

* Leider ist zum gegenwärtigen Zeitpunkt (Januar 2003) nicht gesichert, dass diese vernünftigen Festlegungen in der aktuellen Gesundheitspolitik weiter berücksichtigt bleiben.

2 Kurzer Abriss über die Behandlungsformen des Diabetes

2.1 Überblick über die Behandlung des Diabetes mit Insulin

Zum besseren Verständnis für die in den kommenden Abschnitten folgenden Beschreibungen wollen wir insbesondere die Formen der Insulintherapie kurz darstellen. Um deren Möglichkeiten richtig einschätzen zu können, sei als erstes gezeigt, wie das Insulin im Körper eines Nichtdiabetikers ausgeschüttet wird.

Der Organismus benötigt Traubenzucker (Glukose) als Energiequelle. Diesen bekommt er zunächst aus der Nahrung. Während des Verdauungsprozesses wird diese in eine für den Körper nutzbare Form umgewandelt. Einige Zellen, wie z. B. die Gehirnzellen, brauchen allerdings ununterbrochen Traubenzucker, sonst kommt es zu einer Unterzuckerung. Nun können wir aber nicht andauernd essen. Deshalb verfügt unser Körper über die Möglichkeit, den Zucker in der Leber und der Muskulatur zu speichern und bei absinkendem Blutzuckerspiegel in das Blut abzugeben. Zudem hat die Leber die Möglichkeit, Zucker eigenständig zu produzieren. Als weitere Energiequelle dient das Körperfett, welches aber nicht so schnell und unmittelbar zur Verfügung steht.

Der Zucker aus dem Essen bzw. aus der Leber befindet sich zunächst im Blut, um über diesen Transportweg an alle Zellen des Körpers gelangen zu können. Da er aber nicht von allein in die Zellen eindringen kann, braucht er einen Gehilfen. Dieser Gehilfe ist das Insulin. Indem es den Zucker aus dem Blut in die Zellen transportiert, hält es den Blutzuckerspiegel im normalen Bereich.

Der Typ-1-Diabetes ist das Ergebnis der Zerstörung von insulinproduzierenden Zellen der Bauchspeicheldrüse durch das Immunsystem des eigenen Körpers, welches diesen eigentlich gegen äußere Eindringlinge schützen soll. Weil damit die Insulinproduktion des Körpers versagt, muss dem Organismus Insulin zugeführt werden. Derzeit geschieht das durch Spritzen, bald soll jedoch auch das Inhalieren von Insulin für die Betroffenen angeboten werden.

Folgende Formen der Insulinbehandlung werden heute unterschieden:

- die konventionelle Insulintherapie (CT),
- die intensivierte konventionelle Insulintherapie (ICT),
- die Insulinpumpentherapie (CSII – kontinuierliche subkutane Insulininjektion).

Beim Typ-2-Diabetes besteht das Problem in einer verminderten Wirkung des durch die Bauchspeicheldrüse bereitgestellten Insulins. Neben erblichen Faktoren spielen dabei Übergewicht, hohe Blutfettwerte u. a. m. eine Rolle. Wenn durch eine gesunde Ernährung und die damit erhoffte Gewichtsabnahme keine Verbesserung der Insulinwirkung eintritt, stehen zur Behandlung verschiedene Tabletten zur Verfügung. Allerdings verringert sich mit fortschreitender Diabetesdauer die bereitgestellte Insulinmenge, so dass ebenfalls Insulin gespritzt werden muss. Die für die Behandlung des Typ-1-Diabetes aufgeführten Formen der Insulintherapie lassen sich bei Typ-2-Diabetikern in der gleichen Weise durchführen. Weil diese Betroffenen immer noch körpereigenes Insulin besitzen, ergeben sich zusätzlich noch eine Reihe von therapeutischen Mischformen, die zwischen der CT und der ICT liegen. Zu diesen Mischformen ist auch die Behandlung von Insulin in Kombination mit verschiedenen Tabletten zu zählen.

2.2 Konventionelle Insulintherapie

Unter der konventionellen Insulintherapie wird die ein- bis zweimalige tägliche Gabe von Mischinsulin verstanden. Früher war das die Standardtherapie auch bei Typ-1-Diabetes. Diese Therapieform hatte sich entwickelt, weil die schmerzhaften Injektionen der alten Rekordspritzen jede Insulingabe zur Qual machten. Die Ende der dreißiger Jahre entdeckten Verzögerungsstoffe NPH (Neutrales Protamin Hagedorn, ein Eiweiß des Lachses) und Surfen machten die selteneren Injektionen möglich. Eigentlich stammt diese

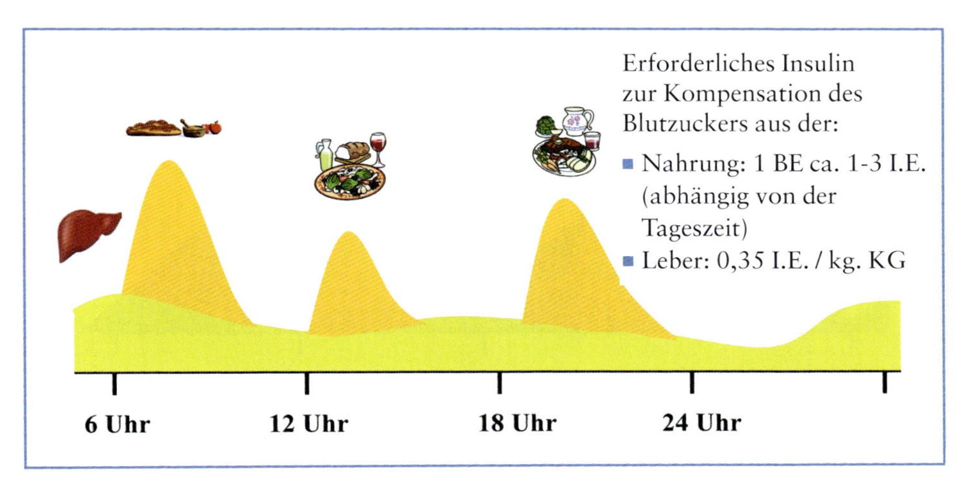

Abb. 2.1: Freisetzung des Insulins bei einem Menschen ohne Diabetes

Art der Therapie noch aus Zeiten, wo Betroffene in Kliniken „eingestellt“ wurden und man von derart stabilen Stoffwechselverhältnissen ausging, dass an die Selbstkontrolle nicht gedacht wurde.

Wenn wir diese Form der Behandlung unter physiologischen Bedingungen betrachten, dann wird das falsche Insulin zum falschen Zeitpunkt an den falschen Ort des Körpers injiziert. Ein Vergleich der Insulinspiegel unter der konventionellen Therapie mit der normalen physiologischen Insulinausschüttung macht das deutlich.

Die Therapie ist dadurch charakterisiert, dass

- sie relativ einfach durchführbar ist,
- das Therapieregime starr ist, was zu einer wesentlichen Einschränkung der Flexibilität des Betroffenen führt,
- ein regelmäßiger Tagesablauf notwendig ist, der durch die Insulintherapie bestimmt wird,
- die Mahlzeiten an das Insulinprofil angepasst werden müssen,
- Zwischenmahlzeiten notwendig sind, um „gegen das gespritzte Insulinprofil anzuessen“,
- erhöhte körperliche Aktivität prinzipiell mit Nahrungsaufnahme auszugleichen ist,
- sie **absolut nicht den natürlichen Erfordernissen des Organismus entspricht.**

Aus diesen Gründen lassen sich normale Blutzuckerwerte nur erzielen, wenn das ganze Lebensregime an das Insulinprofil angepasst wird, was mit dem Alltag vieler Betroffener praktisch nicht vereinbar ist.

2.3 Intensivierte konventionelle Insulintherapie

Die intensivierte konventionelle Insulintherapie (ICT) wird den natürlichen Be-

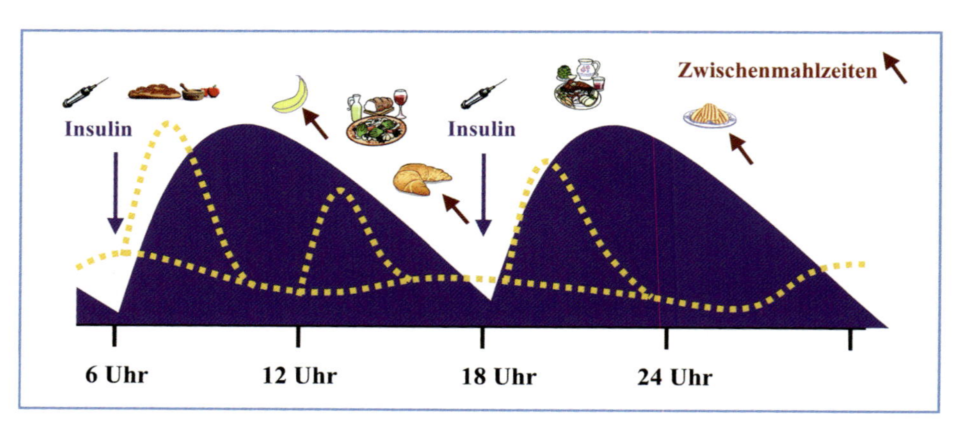

Abb. 2.2: Wirkungsprofil des Insulins unter der konventionellen Insulintherapie bei zweimaligem Spritzen mit Mischinsulin. Es muss **gegen das gespritzte Insulin gegessen** werden (gelb zum Vergleich: Insulinausschüttung bei einem Menschen ohne Diabetes)

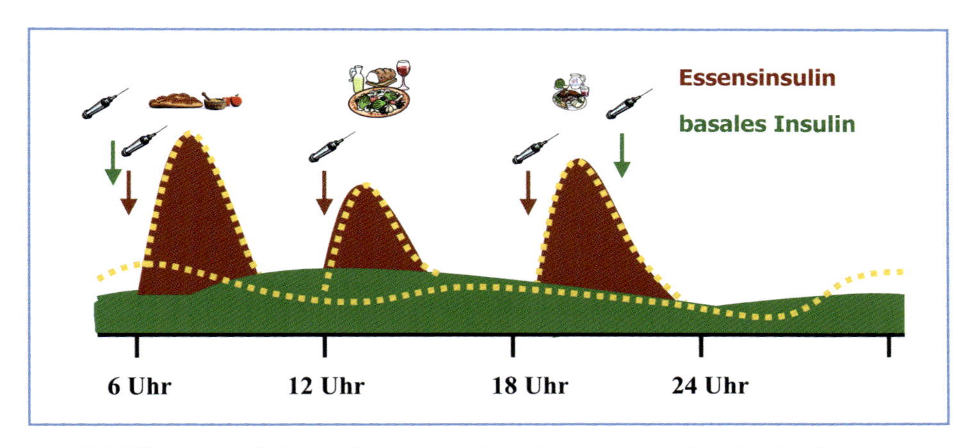

Abb. 2.3: Wirkungsprofil des Insulins unter der intensivierten konventionellen Insulintherapie. Bei dieser Therapieform wird **mit dem gespritzten Insulin gegessen**.
(gelb im Hintergrund: Insulin im Blut bei Menschen ohne Diabetes)

dingungen besser gerecht als die konventionelle Therapie.

Jeweils **vor bzw. zum Essen** wird die Menge an **kurzwirksamem Insulin** (Essensinsulin) gespritzt, die notwendig ist, damit der Blutzucker 3-4 Stunden nach dem Essen ungefähr wieder den Ausgangswert erreicht.

Das Insulin, das nötig ist, um den Blutzucker auch **zwischen den Mahlzeiten** im gewünschten Bereich zu halten, wird durch **eine bis drei Spritzen Verzögerungsinsulin** (morgens und/oder abends, eventuell auch mittags) sichergestellt (basales Insulin).

Diese Form der Insulintherapie gewährleistet in vielen Fällen eine gute Regulierung des Blutzuckers.

Die Therapie ist dadurch charakterisiert, dass

- sie sich an den natürlichen Verhältnissen des Organismus orientiert, wodurch sich im Vergleich zur CT
  - im Allgemeinen eine wesentlich bessere Einstellung des Blutzuckers ergibt,
  - das Risiko für die Entwicklung diabetischer Folgekrankheiten deutlich geringer ist,
  - eine erheblich größere Flexibilität in Bezug auf Ernährung und Gestaltung des Tagesablaufes möglich ist,
- Mahlzeiten ausgelassen und variiert werden können,
- die Blutzuckerwerte gezielt mit Insulin beeinflussbar sind,
- die Blutzuckerselbstkontrolle die Voraussetzung für die Ausschöpfung der therapeutischen Möglichkeiten der ICT ist,
- eine umfassende strukturierte Schulung notwendig ist, um den Betroffenen in die Lage zu versetzen, die Möglichkeiten der Therapie auszuschöpfen.

Aus dieser Charakteristik folgt, dass die ICT die Standardtherapie für alle Typ-1-Diabetiker und jüngeren Typ-2-Diabetiker darstellt. Generell sollte sie bei allen Betroffenen angestrebt werden, die Insulin benötigen.

2.4 Insulinpumpentherapie

Unter der ICT wird der Versuch unternommen, die Natur nachzuahmen, indem kurzwirksames Insulin zum Essen und Verzögerungsinsulin in der Regel morgens und abends gespritzt wird.

Da das Verzögerungsinsulin aber oft anders wirkt, als es unser Körper benötigt, haben viele Betroffene trotz 4-6 Spritzen am Tag keine optimalen Blutzuckerwerte. Einerseits ist nämlich in den Vormittagsstunden und insbesondere nachts zwischen 0 und 3 Uhr mehr Insulin im Körper, als benötigt wird. Das kann zu einer Unterzuckerung führen. Andererseits gibt es Zeiten, in denen zu wenig Insulin vorhanden ist. Das betrifft besonders die frühen Morgenstunden, was bei vielen Betroffenen zu erhöhten Blutzuckerwerten beim Aufstehen führt. Das hat auch Auswirkungen auf den Alltag des Diabetikers. Ein langes Ausschlafen, z. B. an den Wochenenden, ist nicht möglich, ohne schlechte Blutzuckerwerte in Kauf zu nehmen.

Deshalb wäre es in einigen Fällen vorteilhafter, wenn statt des Verzögerungsinsulins in kurzen Abständen kleine Mengen an kurzwirksamem Insulin gespritzt würden. Damit erhöhte sich allerdings die Anzahl der täglichen Injektionen dramatisch. In solch einem Fall müsste selbst nachts mehrfach gespritzt werden. Der Tag eines Betroffenen wäre nur noch einzuteilen nach Zeiten, in denen gespritzt werden muss. Da so etwas praktisch unmöglich ist und auch mit Lebensqualität wenig zu tun hat, wird diese Aufgabe durch eine Insulinpumpe übernommen.

Eine Insulinpumpe ist ein Gerät, **das ständig kleine Mengen an kurzwirksamem Insulin** abgibt. Dieses wird dem Körper über einen kleinen Katheter zugeführt, den sich der Betroffene recht unkompliziert unter die Haut steckt. Allerdings **kann die Pumpe nicht selbstständig den Blutzucker messen**, folglich auch nicht auf den aktuellen Blutzucker reagieren. Sie wird aber bei der Einstellung des Diabetes so programmiert, dass die **Insulindosierung** möglichst genau **dem individuellen Bedarf** des Betroffenen entspricht. Zusätzlich wird zum Essen das **Essensinsulin** per Knopfdruck als **Bolus** aus der Pumpe abgerufen. Das Insulin kommt dabei aus der gleichen Ampulle und über den gleichen Katheter, über den die **Basalrate** abgegeben wird. Ein zusätzliches Spritzen entfällt. Interessant ist dabei, dass dieser Essensbolus auf spezielle Mahlzeiten, wie Pizza, abgestimmt werden kann (der Bolus wird in diesem Falle über einen längeren Zeitraum verzögert abgegeben).

Die Therapie ist dadurch charakterisiert, dass

- sie derzeit die natürlichste Form der Insulinbehandlung darstellt, wodurch

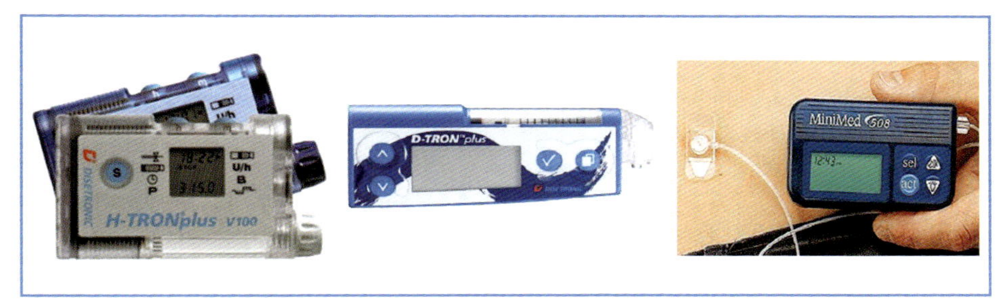

Abb. 2.3: Die derzeit in Deutschland gebräuchlichen Insulinpumpenmodelle: H-TRONplus, D-TRONplus und MiniMed 508 (nicht maßstäblich)

  - Pumpenpatienten eine normgerechte Blutzuckereinstellung über den ganzen Tag mit geringen Blutzuckerschwankungen und ohne erhöhtes Risiko von Unterzuckerungen erreichen,
  - sich das Risiko für die Entwicklung diabetischer Folgeerkrankungen verringert,
- auch die Betroffenen gute Blutzuckerwerte erreichen, die unter anderen Therapieformen schwer einstellbar waren,
- die Betroffenen im Alltag eine Flexibilität erreichen, die der eines Nichtdiabetikers nahe kommt, wodurch
  - langes Ausschlafen (z. B. an den Wochenenden) problemlos möglich ist,
  - Mahlzeiten verschoben oder weggelassen werden können und Zwischenmahlzeiten nicht mehr notwendig sind,
  - Veränderungen im Lebensrhythmus, wie Schichtarbeit oder um-

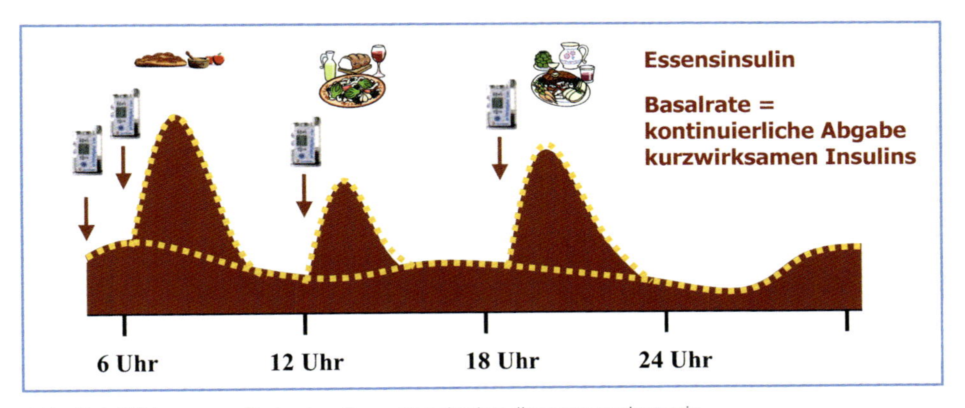

Abb. 2.4: Wirkungsprofil des Insulins unter der Insulinpumpentherapie (gelb im Hintergrund: Insulin im Blut bei Menschen ohne Diabetes)

fangreiche Reisetätigkeit besser, beherrscht werden,
  - auf unterschiedliche körperliche Belastungen bei Sport und Arbeit viel einfacher reagiert werden kann.
- die ausschließliche Verwendung des kurzwirksamen Insulins die Gefahr einer Stoffwechselentgleisung in sich birgt, falls es z. B. über eine längere Zeit (mehrere Stunden) zu einer Unterbrechung der Insulinzufuhr kommt. Diese Gefahr ist aber durch die Blutzuckerselbstkontrolle gut beherrschbar.

Diese vielen Vorzüge haben die Zahl der Pumpenpatienten kontinuierlich anwachsen lassen, sie beträgt derzeit in Deutschland ca. 32.000. Trotzdem ist diese Zahl im Vergleich zur Gesamtheit der insulinbehandelten Diabetiker (ca. 300.000 Typ-1-Diabetiker und 1,1 Millionen Typ-2-Diabetiker) recht gering. Neben Defiziten im Wissen um diese Therapieform besteht eine wichtige Ursache darin, dass es schwierig ist, geeignete Betroffene dafür auszuwählen. Nur Diabetiker mit dem Wissen um die Zusammenhänge ihres Stoffwechsels und dem Willen, das Management der Behandlung in die eigene Hand zu nehmen, kommen für die Pumpentherapie in Frage.

Ursprünglich war die Pumpentherapie auch aus einem Wunschtraum heraus entstanden. Man wollte ein Messgerät haben, das jeweils den aktuellen Blutzuckerwert automatisch misst, diesen Wert an einen kleinen Computer weitergibt, und dieser berechnet schnell und sicher die notwendige Insulingabe, die dann über eine Insulinpumpe abgegeben wird.

Diese bereits in den 60er Jahren formulierte Vision ist bis auf den heutigen Tag ein Traum geblieben. Ursache dafür ist, dass es nach wie vor keinen Sensor gibt, der über eine lange Zeit selbstständig und zuverlässig den Blutzucker misst (siehe Abschnitt 13). Es gibt aber Fortschritte, welche die Hoffnung nähren, dass man in nicht allzu langer Zeit die Vision in die Realität umsetzen kann. So wurden 2000/2001 erste Versuche mit solchen Systemen am Menschen vorgenommen, die aber noch lange nicht praktikabel erscheinen.

3. Überblick über die Möglichkeiten der Selbstkontrolle

Ein wichtiges Merkmal des Diabetes mellitus besteht darin, dass sich diese chronische Erkrankung gut beherrschen lässt. Insbesondere kann der Diabetiker selbst seinen Stoffwechsel kontrollieren und unter modernen therapeutischen Gesichtspunkten auch selbst beeinflussen. Die Voraussetzung dazu ist allerdings, dass die vorhandenen Möglichkeiten der Selbstkontrolle auch wirklich genutzt werden. Das lässt sich allerdings nur realisieren, wenn der Betroffene in ausreichender Weise geschult wurde und in der Lage ist, das Erlernte auch im täglichen Alltag umzusetzen.

Wenn man Diabetiker befragt, was sie unter Selbstkontrolle verstehen, so wird man meistens die Blutzuckerselbstkontrolle als Antwort bekommen. Ausschließlich die Blutzuckerkontrolle ist jedoch zur Beurteilung der Diabetestherapie bei weitem nicht ausreichend. Es gibt weit mehr wichtige Größen.

Allerdings sind dabei die Befindlichkeit und die Bereitschaft des Patienten in den Mittelpunkt zu stellen. Kontrollieren kann man nämlich alles Mögliche. Man kann soviel kontrollieren, bis jegliche Spontanität menschlichen Lebens eingeschränkt und eingebüßt ist. Es ist nun aber nicht die Absicht dieser Broschüre, eine Anleitung zum perfekten Kontrolleur zu erarbeiten und vorzustellen, sondern Ziel muss es immer wieder sein, den Diabetes mellitus für die Betroffenen zu einer – wenn auch wichtigen – Nebensache des Lebens werden zu lassen. Hier geht es vornehmlich um die Präsentation und kritische Wertung der zur Verfügung stehenden Möglichkeiten, daher wird verständlicherweise sehr viel über die Kontrollen und deren Durchführung zu lesen sein.

Es gehören verschiedene Möglichkeiten in den Bereich der Selbstkontrolle (Abb. 3.1). Unabhängig davon, ob sie sich praktisch bewährt haben und deshalb im breiten Maße Anwendung finden, zählen für den Diabetiker dazu die Messung

- des Blutzuckers
- des Harnzuckers
- des Acetons im Blut und im Harn
- der Blutfette
- des Albumins im Harn (falls die Niere geschädigt ist)
- des Blutdruckes
- des Gewichtes

und weiterhin die Kontrolle

- der Füße

- der Spritzstellen (bei Patienten mit Insulinbehandlung).

Die aufgeführten Methoden unterscheiden sich in **diabetes*un*spezische** und in **diabetesspezifische Kontrollen.** Diabetesunspezische Kontrollen, wie die Kontrolle des Gewichts oder des Blutdrucks, sind erforderlich, um eine ausreichende und zweckmäßige Behandlung für jeden Diabetiker zu garantieren und um der Entwicklung von Herz-Kreislauf-Komplikationen entgegenzuwirken. Sie stellen damit eine Grundlage für **Verhaltensänderungen** durch den Betroffenen dar. Schließlich ist gut bekannt, dass Übergewicht eine wesentliche Ursache für die Entwicklung des Typ-2-Diabetes darstellt (eine entsprechende erbliche Veranlagung vorausgesetzt) und dass die Gewichtsabnahme den Stoffwechsel von übergewichtigen Diabetikern deutlich verbessern kann. In Abschnitt 8 dieser

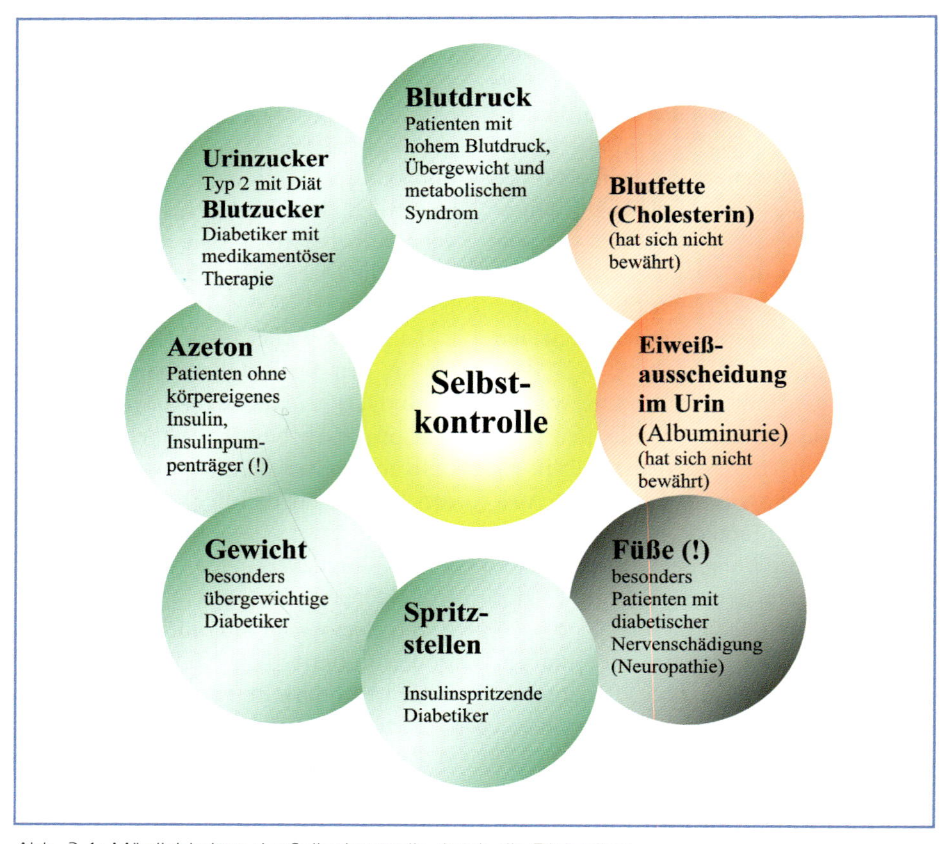

Abb. 3.1: Möglichkeiten der Selbstkontrolle durch die Diabetiker

Behandlungsart/Diagnose	Selbstkontrolle
Typ-1-Diabetes	Blutzucker/Aceton
Typ-2-Diabetes (Diät)	Harnzucker, gelegentlich Blutzucker
Typ-2-Diabetes (Tabletten)	Harnzucker, gelegentlich Blutzucker
Typ-2-Diabetes (Insulin)	Blutzucker (Harnzucker in Ausnahmefällen)
Gestationsdiabetes	Blutzucker

Tabelle 3.1: Diabetesspezifische Kontrollen in Abhängigkeit von der Therapie des Diabetes

Broschüre wird darauf noch einmal ausführlich eingegangen. Auch der Zusammenhang zwischen einer strikten Kontrolle des Blutdrucks und dem damit verbundenen geringeren Risiko für die Entwicklung diabetischer Folgeerkrankungen wurde in großen wissenschaftlichen Studien eindrucksvoll belegt (z. B. UKPDS – United Kingdom Prospective Diabetes Study). Abschnitt 8 wird sich deshalb dieser Problematik widmen.

Für die Kontrolle des Stoffwechsels bei Diabetikern existieren in erster Linie die diabetesspezifischen Untersuchungen von Harnzucker, Blutzucker und Aceton.

Die Harnzuckerkontrolle wurde früher als Basisuntersuchung angesehen, die für alle Typ-2-Diabetiker mit ausschließlich diätetischer Behandlung oder aber auch im Rahmen der Therapie mit oralen Antidiabetika für die meisten ausreichend war. Auch heute ist diese Methode für diese Diabetiker im Alltag am einfachsten zu praktizieren, da sie ohne Selbstverletzung durchgeführt wird. Allerdings kann eben nur festgestellt werden, ob die Zuckerwerte im Körper zu hoch sind, d. h. höher als 160 bis 180 mg/dl (8,9-10 mmol/l). Die Werte unterhalb dieser Schwelle sind aber für die Beurteilung der Diabeteseinstellung sehr wichtig. Außerdem stellt diese Schwelle keinen festen Wert dar, denn sie kann z. B. bei älteren Patienten deutlich höher liegen. Aus diesen Gründen wurde die Urinzuckerkontrolle in den letzten Jahren zugunsten der Blutzuckerselbstkontrolle zurückgedrängt (die Anzahl der Verordnungen von Urinteststreifen in Deutschland nahm im Jahr 2000 im Vergleich zum Jahr 1999 um 39.000 auf insgesamt 283.000 ab, was einer Verringerung um 12,1 % entsprach).

Die Blutzuckerselbstkontrolle ist die zweckmäßigste Untersuchung für alle Betroffenen mit einer Insulintherapie. Anders als die Harnzuckerkontrolle können die Glukosewerte im gesamten interessierenden Bereich bestimmt werden (40 bis 400 mg/dl (2,2-22,2 mmol/l)), wodurch auch Unterzuckerungen rechtzeitig messbar sind. Das Entscheidende ist allerdings, dass mit dieser Methode eine Stoffwechselführung durch den Patienten selbst möglich wird, vorausgesetzt, er führt eine Therapie durch, die eine Anpassung der zu spritzenden Insulindosis auf Grundlage gemessener Blutzuckerwerte zulässt. Die Blutzuckerselbstkontrolle bietet damit eine Voraussetzung für **therapeutische Änderungen** durch den Patienten selbst.

Die Messung des Acetons schließlich ist ein Kontrollparameter, der nur dann eingesetzt werden sollte, wenn einerseits sehr hohe Blutzuckerwerte gemessen wurden oder um andererseits differentialdiagnostische Überlegungen bei Übelkeit, Erbrechen und Bauchschmerzen einzuleiten.

Schließlich ist zu den diabetesspezifischen Untersuchungen auch die Kontrolle der Spritzstellen und Füße zu zählen, auch wenn in diesem Falle nur eine Begutachtung, aber keine Messung erfolgt. Gerade eine immerwährende selbstständige Kontrolle der Füße könnte viele Fußprobleme vermeiden helfen, weshalb auch darauf speziell eingegangen wird.

In diesem Buch sollen die unterschiedlichen Möglichkeiten der Selbstkontrolle dargestellt und erörtert werden. Es werden Hinweise auf die Durchführung einzelner Messungen gegeben, und zusätzlich sollen einzelne Produkte vorgestellt werden, wobei keinerlei Anspruch auf Vollständigkeit erhoben wird. Es werden nur derartige Produkte vorgestellt, die sich im täglichen Umgang mit dem durch die Autoren betreuten Diabetiker bewährt haben. Wird ein Produkt nicht erwähnt, so ist dies nicht gleichbedeutend mit einer Abwertung.

Noch nicht Eingang in den Bereich der Selbstkontrolle kann die kontinuierliche Messung des Zuckers finden (bewusst wird hier nicht von Blutzucker gesprochen, weil mit dieser Methode der Zucker in der Flüssigkeit zwischen den Körperzellen, also im Gewebe, bestimmt wird). Bekanntlich warten die Betroffenen seit Jahren auf eine Methode, die eine ständige und möglichst unblutige Überwachung des Zuckers zulässt. Erste Sensoren dieser Art gibt es, die jedoch zunächst aus verschiedenen Gründen nur Eingang in die ärztliche Praxis gefunden haben bzw. finden. Weil das aber nach wie vor der sehnliche Wunsch vieler Diabetiker ist und weil seit Jahren auch immer wieder mutmachende und dann doch nicht realisierte Lösungen die Geduld der Betroffenen auf die Probe stellen, wird der derzeitige aktuelle Stand in Abschnitt 13 dargestellt.

4. Blutzuckerselbstkontrolle

4.1 Die Entwicklung eines heute untentbehrlichen Verfahrens

Noch vor einigen Jahren gab es erhebliche Bedenken hinsichtlich der Wertigkeit der Blutzuckerselbstkontrolle. Heute ist dies kaum mehr verständlich, denn eine solche Untersuchung war ein Traum der Diabetologie, seitdem Betroffene mit Insulin behandelt werden können.

Verantwortlich für die damaligen Probleme war die nur schwer durchführbare Methode der Messung, die

- sehr viel Zeit benötigte,
- den Betroffenen unflexibel machte,
- relativ ungenau und
- vor allem viel zu teuer war.

Selbst JOSLIN hat diese Tatsache schon seit Beginn der Insulinbehandlung beklagt.

Ein lange Zeit gängiges Verfahren basierte auf der von HAGEDORN und JENSEN entwickelten Messmethode, die möglicherweise der eine oder andere von Ihnen selbst im Chemieunterricht mühsam nachkochen musste. Aufgrund der unterschiedlichen Einzelschritte konnte diese Untersuchung – wenn überhaupt – ausschließlich unter häuslichen Bedingungen erbracht werden, vorausgesetzt, man verfügte über ein mittleres chemisches Labor. Dieses Verfahren, das ca. eine Stunde Zeit benötigte, erbrachte relativ brauchbare Werte, war aber sehr störanfällig, weil die Messung nicht spezifisch für den Traubenzucker war. Medikamente und körpereigene Substanzen waren als reduzierende Substanzen ebenfalls in der Lage, die Messung ungenau werden zu lassen.

Aufgrund dieser Tatsache war damals die aktuelle Stoffwechselanpassung nicht möglich, obwohl STOLTE, ein Kinderarzt der dreißiger Jahre, diese Ideen bereits angedacht hatte. Die damalige Zeit hatte völlig andere Interessen, so dass die heute verständlichen Ansichten damals geradezu als unsinnig dargestellt wurden.

Auch die Glukosebestimmung mittels des Kolorimeters (Abb. 4.1) hat sich als Methode für die Selbstkontrolle nicht durchgesetzt, sondern blieb ausschließlich zur Bestimmung des Blutzuckers in den Händen der Ärzte. Damals galt diese Methode als besonders einfach. Aus diesem Grunde soll die kolorimetrische Methode demonstriert werden, um zu zeigen, wie schwierig noch vor 30 bis 40 Jahren die Messung des Blutzuckers war: *Bei dieser Methode mussten exakt 0,2 ml Blut mittels einer Pipette gewonnen werden (allein die Blutmenge ist gegenüber der heute notwendigen beachtlich). Die-*

ses Blut wurde mit 1,8 ml destilliertem Wasser vermischt, wobei die Pipette mehrfach ausgespült werden musste. Anschließend wurde zu diesem Blut-Wasser-Gemisch 1 ml Pikrinsäure, die nur in dunkler Flasche aufbewahrt werden durfte, hinzugefügt und durchgeschüttelt.

Diese neue Mischung wurde in ein Spezialreagenzglas filtriert, wobei dieses Reagenzglas mit Mengenangaben versehen war und außerdem ein Spezialfilterpapier verwandt werden musste. Zu der gemessenen Flüssigkeit wurde 20%ige Natronlauge im Verhältnis 10 : 1 hinzugefügt, d. h. wenn im Überstand ca. 1,4 ml vorhanden waren, dann mussten noch genau 0,14 ml Natronlauge hinzupipettiert werden.

Im nächsten Schritt wurde das Reagenzglas 5 Minuten lang in ein Wasserbad gestellt. Anschließend, nach der Erhitzung des Inhaltes, die wegen der chemischen Reaktion erforderlich war, musste alles wieder abgekühlt werden. Im Reagenzglas entstandenes Reagenzwasser wurde durch vorsichtiges Kippen entfernt. Nach dem Abkühlen erst begann der eigentliche Messvorgang.

Die Lösung wurde jetzt in ein Spezialgefäß gegossen, dieses in das Kolorimeter eingesetzt, und durch Farbvergleich wurde der Blutzuckerwert bestimmt. Der Hersteller empfahl damals die Durchführung mehrfacher Farbbestimmungen, um aus dem Mittelwert den richtigen Wert zu entnehmen.

Nebenbei – wenn der Blutzucker über 400 mg/dl war, musste der Prozess mit 0,1 ml Blut wiederholt und das dann später ermittelte Ergebnis mit dem Faktor 2 multipliziert werden.

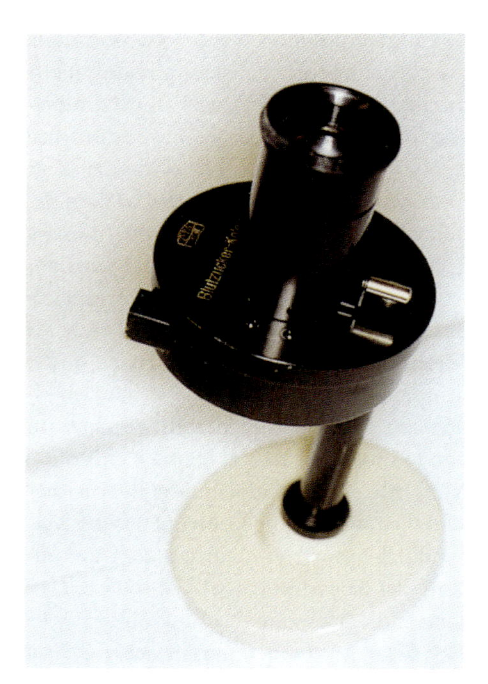

Abb. 4.1: Glukosemeter auf der Basis der Kolorimetrie, wie es in Arztpraxen verwendet wurde.

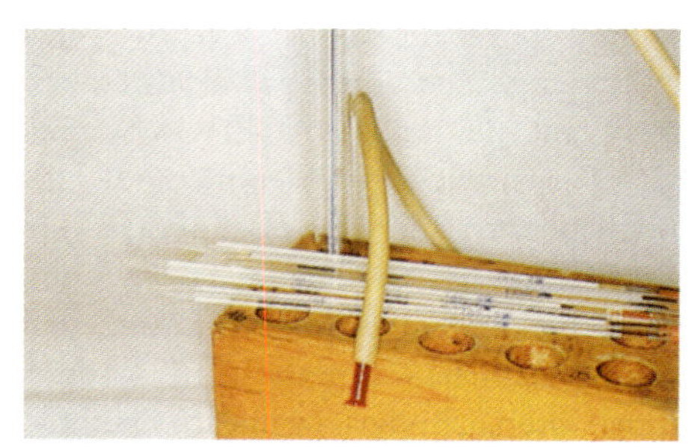

Abb. 4.2: Kleine und große Pipetten als Hlifsmittel für die kolorimetrische Glukosebestimmung

Damals war das Messen also so schwierig, dass die Blutzuckerselbstkontrolle nicht als Möglichkeit für Betroffene in Betracht kam.

Heute dagegen können wir uns die Messung des Blutzuckers aus dem täglichen Alltag der Diabetesbehandlung nicht mehr wegdenken. Dies liegt vor allem an neuen Technologien, welche die Messung relativ sicher, vor allem aber einfach werden ließen. Auch die heute übliche **intensivierte Insulintherapie** mit täglich vier bis sechs Insulininjektionen pro Tag, insbesondere aber die **Insulinpumpentherapie** wären ohne die Selbstkontrolle nur ein Torso.

Durch diese neuen technischen Möglichkeiten, die in den letzten Jahren rasant weiterentwickelt wurden, ist die Messung nicht mehr an einen bestimmten Ort, z. B. die Hausarztpraxis, gebunden. Der Betroffene kann überall, ob zu Hause, in einer Gaststätte oder beim Sport, in der sehr kurzen Zeit von wenigen Sekunden seine notwendigen Messungen durchführen. Erst dadurch ist es überhaupt möglich geworden, mit geeigneten therapeutischen Maßnahmen unmittelbar auf den aktuellen Blutzuckerwert zu reagieren, falls sich dieser außerhalb des normalen Bereiches befindet.

Im Grunde genommen hat die Blutzuckerselbstkontrolle damit einen entscheidenden Beitrag zur Wandlung der Diabetestherapie, zumindest bei insulinspritzenden Betroffenen, geleistet. Sie bietet nämlich nicht nur die Möglichkeit der Kontrolle schlechthin, sie ist darüber hinaus das Bindeglied zwischen Essensaufnahme und Insulininjektion, d. h. aus dem gemessenen Blutzuckerwert ergibt sich die Überlegung, wie dieser einerseits zustande gekommen ist und wie er andererseits korrigiert werden kann. Der Betroffene, der seine Therapie auf der Grundlage der gemessenen Blutzuckerwerte adaptiert, wird damit gewissermaßen zu seinem eigenen Arzt. Er kann – vorausgesetzt, er führt die entsprechende Insulintherapie durch (ICT bzw. CSII) und besitzt gute Kenntnisse über die Zusammenhänge seines Stoffwechsels –, nicht nur seine Mahlzeiten entsprechend anpassen, sondern auch auf die unterschiedlichen Anforderungen und Veränderungen in seiner Lebensführung reagieren. **Die Unabhängigkeit im täglichen Leben, einschließlich einer wesentlich größeren Freizügigkeit beim Essen, resultiert also aus der selbstständigen und regelmäßigen Blutzuckermessung und der daraus abgeleiteten Therapieanpassung.**

Weiterhin stellt die Blutzuckerselbstkontrolle für alle Betroffenen, unabhängig von der Form der Therapie, ein wichtiges Instrument für die Motivation dar, um **eigene Verantwortung für die Diabetesbehandlung übernehmen** zu können.

Daraus ergibt sich gleichzeitig auch für den behandelnden Arzt eine neue Herausforderung, denn seine Rolle gegenüber dem Betroffenen ändert sich. Er ist nicht mehr der Therapeut schlechthin, sondern er muss nun versuchen, den Diabetiker durch eine umfassende Schulung so zu qualifizieren, dass dieser gewissermaßen sein eigener Arzt wird. Der Arzt selbst wird zum Berater des Patienten (gewissermaßen zu dessen Oberarzt), der nach einer grundlegenden Einstellung des Stoffwechsels nun überwiegend unterstützend zur Verfügung steht. Sicher handelt es sich dabei um einen Prozess, der bei beiden Seiten – Arzt und Betroffenen – ein Umdenken erforderlich macht.

4.2 Grundlagen der Blutzuckermessung: Unterschiede von Messprinzipien und Teststreifen

Blutzuckerteststreifen und die dazugehörigen tragbaren Messgeräte sind den meisten Betroffenen sicher bekannt. Selbst wenn man keine eigenen Blutzuckertests durchführt, dürfte auffallen, dass eine breite Palette unterschiedlicher Streifen und Geräte existiert. Interessant ist deshalb sicher zu wissen, wie diese Streifen funktionieren, worin sie sich unterscheiden und nach welchen Kriterien man ein eigenes Blutzuckermessgerät auswählen sollte, wenn man es vom Arzt oder der Diabetesberaterin angeboten bekommt. An dieser Stelle sei gleich vermerkt, dass es sich für den Laien um nicht ganz einfach zu erklärende Zusammenhänge handelt. Wir werden versuchen, diese trotzdem so darzulegen, dass sie auch für Nichtspezialisten auf dem Gebiet der Chemie verständlich werden. Wer also Interesse an diesem kleinen Exkurs der „Teststreifenchemie" hat, kann sich gern durch den folgenden Abschnitt „beißen".

Den Blutzucker zu messen bedeutet, die in unserem Blut zum Zeitpunkt der Messung befindliche Menge an Traubenzucker oder – chemisch ausgedrückt – an Glukose nachzuweisen. Als sinnvoller und vergleichbarer Wert erweist sich dabei die Bestimmung der Konzentration der Glukose im Blut, d. h. die Angabe 80 mg/dl bedeutet, dass sich in 100 ml Flüssigkeit 80 mg Glukose befindet (nach dem international standardisierten SI-Maßsystem gibt man anstatt 80 mg/dl den gleichbedeutenden Wert 4,4 mmol/l an).

Zunächst gibt es für die Messung der Glukose eine ganze Reihe an Möglichkeiten. Prinzipiell lassen sich physikalische Verfahren einsetzen, die darauf beruhen, dass sich z. B. ein einfallender Lichtstrahl, eine Schallwelle oder anderes verändern, wenn sie auf Glukose treffen. Diese Veränderung, die durch die Wechselwirkung des Strahls mit Glukosemolekülen zustande kommt, könnte z. B. die Intensität oder die Wellenlänge des Lichtstrahls oder der Schallwelle betreffen.

Eine andere Möglichkeit besteht in einem indirekten chemischen Nachweis. Um das realisieren zu können, muss allerdings die Glukose durch eine chemische Reaktion umgewandelt werden. Das Problem besteht dann darin, die Menge der entstandenen Reaktionsprodukte zu messen.

Bei der Auswahl eines geeigneten Verfahrens sind nun verschiedene Aspekte wichtig. Dabei ist zu beachten, dass die zu messende Menge an Glukose im Blut sehr gering ist. Der Anteil in unserem Körper liegt nämlich nur im Bereich von Promille (d. h. ein zehntel Prozent). Es ergeben sich also folgende Fragen:

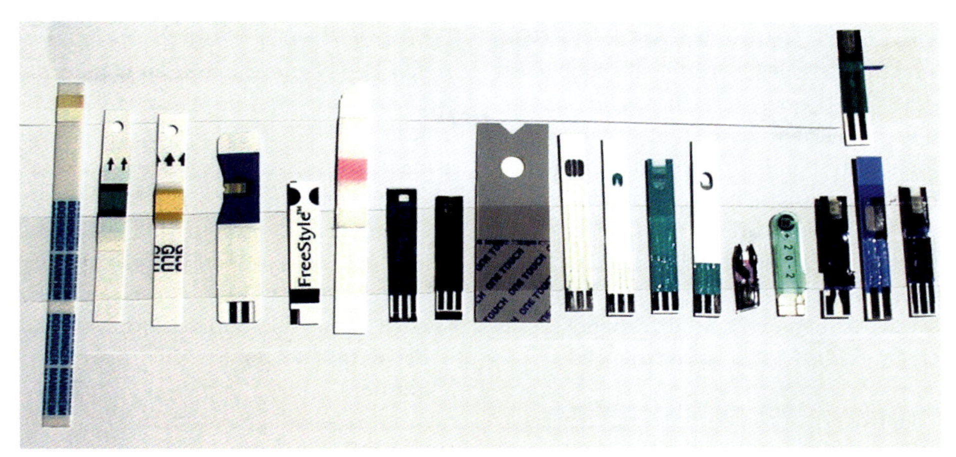

Abb. 4.3: Auswahl verschiedener Teststreifen

- Wie genau kann dieser kleine Glukoseanteil im Blut gemessen werden?
- Beeinflussen andere Bestandteile (Eiweiß, Fett, Wasser) des Körpers das Ergebnis?
- Wie groß ist der technische Anwand?
- Ist die Messung so einfach, dass sie von jedem Laien angewendet werden kann, ohne dass grobe Messfehler auftreten?
- Kann das Verfahren technisch so gestaltet werden, dass die Messung mit einem kleinen Gerät möglich ist?
- Wird durch die Messung der Körper verletzt?
- Ist diese Verletzung so groß, dass ein bleibender Schaden entsteht?
- Ist das Verfahren so preiswert, dass es im großen Rahmen zur Verfügung stehen kann?

Unter Beachtung all dieser Fragen hat sich bis zum heutigen Zeitpunkt die indirekte Messung des Blutzuckers über die chemische Umwandlung von Glukose als die günstigste Methode herausgestellt, auch wenn sie von solch lästigen Umständen wie die Gewinnung von Blut begleitet wird. Andere unblutige Verfahren konnten bisher leider nicht ihre Tauglichkeit nachweisen, worauf im Abschnitt 13 noch konkret eingegangen wird.

Wichtig ist, dass die Blutzuckerteststreifen auf der Basis der „Trockenchemie" funktionieren, d. h. abgesehen vom Auftrag des Blutes muss nicht mit irgendwelchen Flüssigkeiten gearbeitet werden. Was passiert nun genau auf einem solchen Streifen?

Ausgenutzt wird die biochemische Umwandlung von Glukose mit Hilfe von Enzymen*, wie sie auch im menschlichen

* Das Wort „zyme" kommt aus dem Griechischen und bedeutet „Sauerteig". Die Wirkung von Sauerteig und Hefe beruht auf dem Vorhandensein von Biokatalysatoren, woraus man die verallgemeinerte Bezeichnung „Enzym" ableitete.

** Die Bezeichnung der Enzyme beruht immer auf dem Stoff, der abgebaut wird, und die dabei vorgehende Reaktion.

Organismus stattfindet. Solche Enzyme sind körpereigene Stoffe, die biochemische Reaktionen schneller oder langsamer verlaufen lassen oder die Stoffe innerhalb eines regierenden Systems übertragen (man bezeichnet sie deshalb als Biokatalysatoren). Sie sind also gewissermaßen unentbehrliche Helfer.

Als Beispiel für eine solche Reaktion sei der Abbau eines Mehrfachzuckers zu einem Einfachzucker beschrieben:

Maltose (Malzzucker) + H_2O $\xrightarrow{\text{(Enzym Maltase)}}$

Glukose (Traubenzucker) + **Glukose** (Traubenzucker)

Ähnliches findet auch in unserem Körper statt, z. B. bei der Umwandlung von Glukose in den Brennstoff für die Körperzellen. Weil es sich bei dem in unserem Blut befindlichen Zucker um Glukose handelt, wird eine Blutzuckermessung folglich über die entsprechende biochemische Reaktion möglich.

Exkurs: *Der wichtigste Energielieferant für die Körperzellen ist Glukose, weshalb auch die Kohlenhydrate (chemisch sind das Mehrfachzucker) in unserem Essen in Glukose umgewandelt werden. Allerdings kann die Zelle die Glukose nicht in ihrer reinen Form als Brennstoff nutzen. Deshalb wird sie mit Hilfe von Enzymen chemisch umgewandelt. Das ist so ähnlich wie im Motor eines Autos. Der Treibstoff ist Benzin oder Diesel. Der Motor arbeitet aber nicht, wenn der Treibstoff in seiner reinen flüssigen Form in den Verbrennungsraum laufen würde. Deshalb wird im Einspritzer der Treibstoff in ein Treibstoff-Luftgemisch umgewandelt.*

Die gängigen Verfahren der enzymatischen Glukosebestimmung sind zu unterscheiden:

- **nach dem verwendeten Enzym und der darauf folgenden chemischen Reaktion:**
  - Glukoseoxidase (GOD)
  - Glukosedehydrogenase (GDH)
  - Hexokinase (HK)
- **nach der sich aus der Reaktion ergebenden Messgröße:**
  - Farbveränderung auf dem Teststreifen (reflektometrische Messung)
  - Bestimmung der bei der Reaktion umgesetzten Elektronen (elektrochemische Messung)

Bis Ende des Jahres 2000 befand sich auf allen in Deutschland verfügbaren Blutzuckerteststreifen das Enzym Glukoseoxidase (GOD). Wie schon der Name des Enzyms aussagt, wirkt dieses ausschließlich auf Glukose, wodurch es spezifisch für die Reaktion mit dem Blutzucker geeignet ist. Nach Aufbringen von Blut auf das Testfeld beginnt die biochemische Reaktion. Bei dieser **ersten Reaktion** sorgt das GOD für eine beschleunigte Oxidation von Glukose. Als Reaktionsprodukte entstehen die Stoffe Glukonolacton und Wasserstoffperoxid H_2O_2:

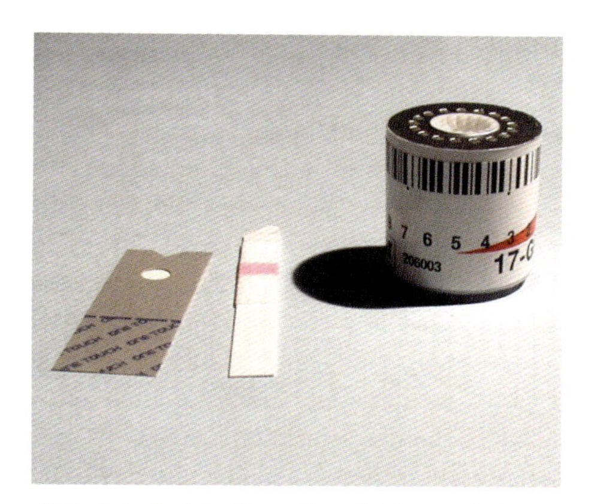

Abb. 4.4: Teststreifen, die reflektometrisch ausgewertet werden

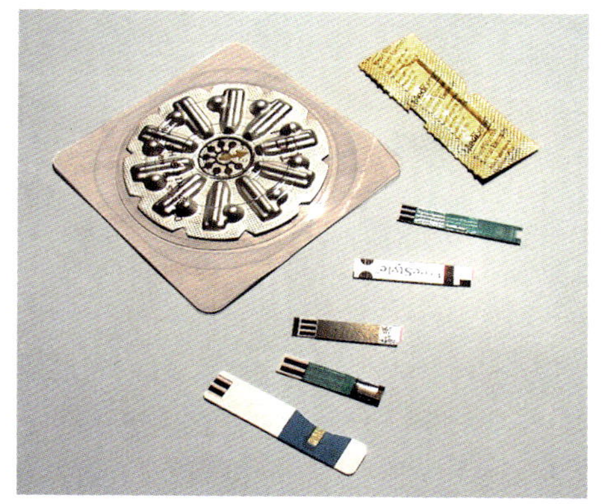

Abb. 4.5: Teststreifen (Biosensoren), die elektrochemisch ausgewertet werden

$$\text{Glukose} + H_2O + O_2 \xrightarrow{\text{Enzym GOD}} \text{Glukonolacton} + H_2O_2.$$

Die Menge der Reaktionsprodukte entspricht dabei genau der Menge an Glukose, die umgewandelt wurde. Diese lassen sich nachfolgend auf verschiedene Weise bestimmen, nämlich **reflektometrisch** oder **elektrochemisch**. In beiden Fällen ist dazu eine **zweite biochemische Reaktion** nachgeschaltet. Bei dieser treten dann auch die Unterschiede zwischen den Teststreifen der verschiedenen Firmen zu Tage.

Bei **der reflektometrischen Methode** oxidiert das entstandene Wasserstoffperoxid (H_2O_2) mit Hilfe des Enzyms Peroxidase einen reduzierten Farbstoff, der zunächst meist farblos ist:

$$H_2O_2 + \text{Farbstoff}_{\text{reduz.}} \xrightarrow{\text{Peroxidase}} \text{Farbstoff}_{\text{oxid.}} + 2\,H_2O.$$

Im Prinzip erfolgt hier ein Übergang von Elektronen auf den Farbstoff. Das äußert sich so, dass es zu einer Verfärbung des Testfeldes kommt, auf welches das Blut aufgetragen wurde. Die eingetretene Farbveränderung ist von der Menge an Wasserstoffperoxid (H_2O_2) abhängig und damit von der Menge der in der ersten Reaktion umgewandelten Glukose. Bei Verwendung verschiedener Farbstoffe kommt es zu unterschiedlicher Färbung.

Diese Verfärbung ist schon mit bloßem Auge gut sichtbar. Prinzipiell kann man daraus schlussfolgern, wie hoch der Zucker war. Am besten ist das möglich, wenn der Teststreifen neben einer Vergleichsskala liegt, auf welcher die Verfärbung in Abhängigkeit von der Höhe des Blutzuckers aufgetragen ist.

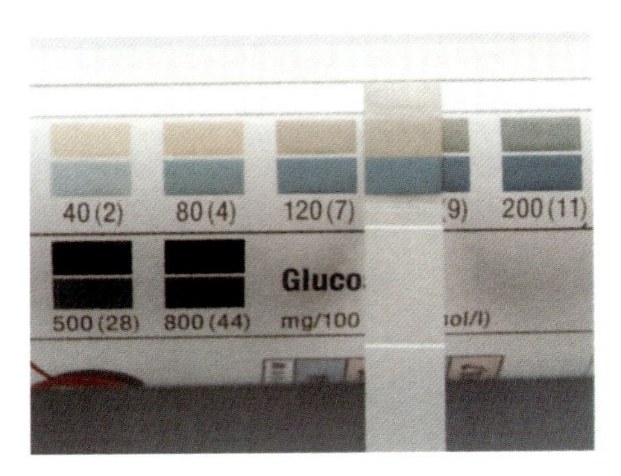

Abb. 4.6: Vergleich der durch die Rektion mit dem Blutzucker entstandenen Verfärbung mit einer Vergleichsskala

Vor nicht allzu langer Zeit wurde dieses Verfahren der visuellen (das heißt durch Betrachten der Veränderung mit bloßem Auge) Blutzuckerbestimmung überwiegend angewendet. Als die Messgeräte noch teuer waren, bestand der Vorteil darin, dass man ohne Messgerät auskam. Allerdings wurde das Ergebnis durch unterschiedliches Tageslicht oder gar durch Kunstlicht verfälscht, so dass es zu Fehleinschätzungen kommen konnte. Heute, da die Messgeräte wesentlich weniger als 50 € kosten, ist diese visuelle Methode praktisch verdrängt worden.

In einem reflektometrischen Messgerät wird die Färbung unter definierten Lichtverhältnissen mit einem photometrischen Sensor gemessen, wodurch äußere Lichteinflüsse, eine eventuell vorhandene Farbsehschwäche des Betroffenen oder andere Fehler das Ergebnis nicht beeinflussen können. Der Sensor ersetzt damit praktisch das Auge und objektiviert das Ergebnis.

Mit dem Begriff „reflektometrisch" ist gemeint, dass ein Lichtstrahl an der Oberfläche eines Gegenstandes, eines Gases oder einer Flüssigkeit gleichsam gespiegelt wird. Man weiß aus der Alltagserfahrung, dass von einer dunklen Oberfläche weniger Licht zurückgestrahlt wird als von einer hellen. Man denke nur an das unterschiedlich grelle Licht, was an einem sonnenreichen Wintertag von einer dunklen Hauswand und von dem vor dem Haus liegenden Schnee zurückkommt. Der helle Schnee reflektiert einen hohen Anteil des Sonnenlichtes, während von der Hauswand ein Teil „verschluckt" wird. Ähnlich ist das auch auf dem verfärbten Teststreifenfeld. Dieses wird mit einer Lichtquelle bestrahlt und reflektiert das Licht. Der photometrische Sensor (ein lichtempfindliches elektronisches Bauteil) misst die Lichtstärke die von dem verfärbten Testfeld zurückkommt, woraus das Gerät den Wert für die Blutglukose bestimmt und anzeigt.

Zu Beginn der breiten Anwendung der Blutzuckerselbstkontrolle war das reflektometrische Verfahren die allein bestim-

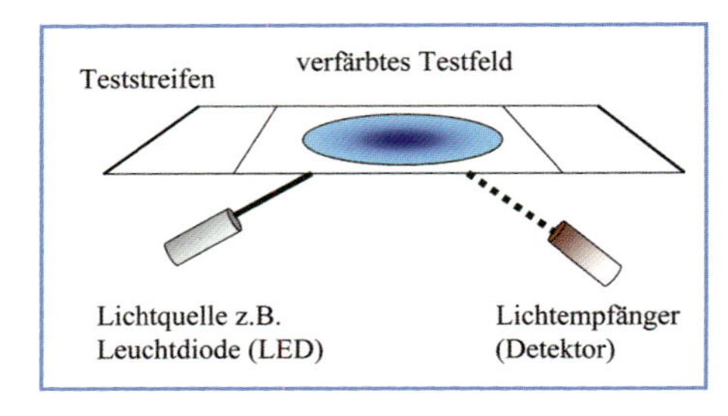

Abb. 4.7: Prinzip der reflektometrischen Messung

mende Methode. Angesehen davon, dass diese zuerst zur Reife gelangte, spielte auch eine Rolle, dass die Teststreifen visuell ausgewertet werden konnten. Angesichts der damals noch recht teuren Messgeräte war das ein wichtiger Vorteil.

Wie bei anderen Dingen auch, hat es bei der Entwicklung des Verfahrens deutliche Fortschritte gegeben. Anfangs waren die Messzeiten recht lang (bis zu 120 Sekunden) und die notwendigen Blutmengen ziemlich groß (ca. 10 ml). Auch war es notwendig, das aufgetragene Blut nach einer festgelegten Einwirkzeit von dem Testfeld wieder abzuwischen. Die Einwirkzeit musste mit Hilfe einer Uhr festgestellt werden. Es ist einleuchtend, dass sich damit für die Betroffenen eine Menge Möglichkeiten ergaben, Fehler zu machen. Außerdem war es schwierig, in der Öffentlichkeit, z. B. vor dem Essen in einer Gaststätte, noch schnell den Zucker zu messen. In der Folge wurden deshalb blutaufsaugende Teststreifen entwickelt, die nicht mehr abgewischt werden mussten. Weiterhin starteten die Blutzuckermessgeräte die Messung selbstständig, so dass die Beurteilung der Einwirk- und Messzeit mit Hilfe einer Uhr entfiel. Mit jeder neuen Gerätegeneration wurden die Messzeiten und die notwendigen Blutmengen geringer. Ein Makel der reflektometrischen Messgeräte blieb allerdings die Verschmutzungsgefahr der Messkammer und die damit verbundene notwendige Säuberung.

Zum heutigen Zeitpunkt werden nur noch wenige Testreifen und -Geräte angeboten, die auf dem reflektometrischen Messprinzip beruhen. Als Beispiele dafür seien die Systeme One Touch und Gluco Touch der Firma Lifescan genannt. Mit dem *Accu-Chek Compact* der Firma Roche gibt es allerdings ein Messgerät der neuen Generation, welches wieder auf die reflektorische Messung zurückgreift.

Bei der heute meist angewendeten **elektrochemischen Methode** erfolgt in der **ersten Reaktion** wiederum die Umwandlung von Glukose zu Glukonolakton mit Hilfe des Enzyms Glukoseoxidase (GOD). Auch hier lassen sich bei der **zweiten Reaktion** unterschiedliche Möglichkeiten finden, worin sich praktisch auch die Teststreifen der verschiedenen Herstellerfirmen unterscheiden.

Eine Möglichkeit besteht im Anlegen einer elektrischen Spannung an eine Elektrode, wodurch es zum Übergang von Elektronen vom Wasserstoffperoxid (H_2O_2) an diese kommt.

$$\text{Wasserstoffperoxid} \xrightarrow{\text{z. B.: + 700 mV}} H_2O + 2\ \text{Elektronen.}$$

Die freigesetzten Elektronen sorgen für einen kleinen Strom. Dessen Stärke ist umso größer, je mehr Elektronen vorhanden sind. Da die entstandenen Elektronen von der Menge der bei der chemischen Reaktion umgewandelten Glukose abhängig sind, ergibt sich aus der Messung des Stromflusses der Wert für den Blutzucker.

Exkurs: *Elektronen tragen eine elektrische Ladung, die genau definiert ist (die sogenannte Elementarladung). Wenn sich diese Ladungen bewegen, fließt ein elektrischer Strom. Voraussetzung dazu ist, dass eine elektrische Spannung angelegt wird. Das Ganze kann man beispielsweise vergleichen mit einer Menge Kieselsteine, die auf einer Rampe liegen. Kippt man die Rampe an, so entsteht ein Gefälle. Dieses Gefälle entspricht im elektrischen Vergleichsfall der Spannung. Durch das Ankippen der Rampe kommen die Kieselsteine ins Rollen. Die Steine besitzen alle eine Masse. Das Rollen der Steine bedeutet eine Bewegung von Massen, also einen Massenfluss oder Massenstrom. Da unsere Elektronen eine Ladung besitzen, bedeutet die Bewegung dieser nach Anlegen einer Spannung, dass ein Ladungsstrom fließt, und das ist gerade der elektrische Strom.*

Allerdings kann es, bedingt durch die relativ hohe Spannung, die an die Elektrode angelegt werden muss, zu Nebenreaktionen mit anderen Substanzen des Körpers oder auch mit Medikamenten kommen. Deshalb wird auf den gängigen Teststreifen ein Mediator eingesetzt (Mediator kann man mit „Vermittler“ übersetzen). In diesem Fall erfolgt die zweite Reaktion mit dem Mediator. Die reduzierte Glukoseoxidase übergibt dabei Elektronen an den Mediator, die anschließend an die elektrischen Kontakte des Teststreifens fließen.

Als Mediator können verschiedene Stoffe eingesetzt werden, wie z. B. Ferrocen.

Glukose + $\text{Glukoseoxidase}_{\text{oxidiert}} \longrightarrow$

Glukonolakton + $\text{Glukoseoxidase}_{\text{reduziert}}$

$\text{Glukoseoxidase}_{\text{reduziert}}$ + Ferrocin (Fe^{3+}) $\longrightarrow$

2 Ferrocen (Fe2+) + 2 Elektronen

Bei der neuesten Teststreifengeneration, die seit dem Jahr 2001 erhältlich ist, erfolgt die biochemische Reaktion mit Hilfe des Enzyms Glukosedehydrogenase (GDH). Beispiele für diese Streifen sind *Precision Xtra* und *SoftSense* (Firma MediSense) und *Freestyle* (Firma Disetronic). Die Reaktion ist dabei komplizierter, weil zusätzlich noch ein weiteres Enzym (ein sogenanntes Koenzym) die Reaktion unterstützt.

Wiederum kommt es zur Umwandlung von Glukose zu Glukonolakton, diesmal allerdings mit Hilfe des Enzyms Glukosedehydrogenase (GDH) und des Koenzyms Nicotinamidadenin-dinukleotid (NAD):

Glukose + $\text{GDH-Ko-Faktor}_{\text{oxidiert}} \longrightarrow$

Glukonolakton + $\text{GDH-Ko-Faktor}_{\text{reduziert}}$

$\text{GDH-Ko-Faktor}_{\text{reduziert}}$ + $\text{Mediator}_{\text{oxidiert}} \longrightarrow$

$\text{Mediator}_{\text{reduziert}}$ + 2 Elektronen

Bei der weiteren Reaktion des reduzierten Koenzyms mit einem Mediator werden wiederum Elektronen frei, die an die

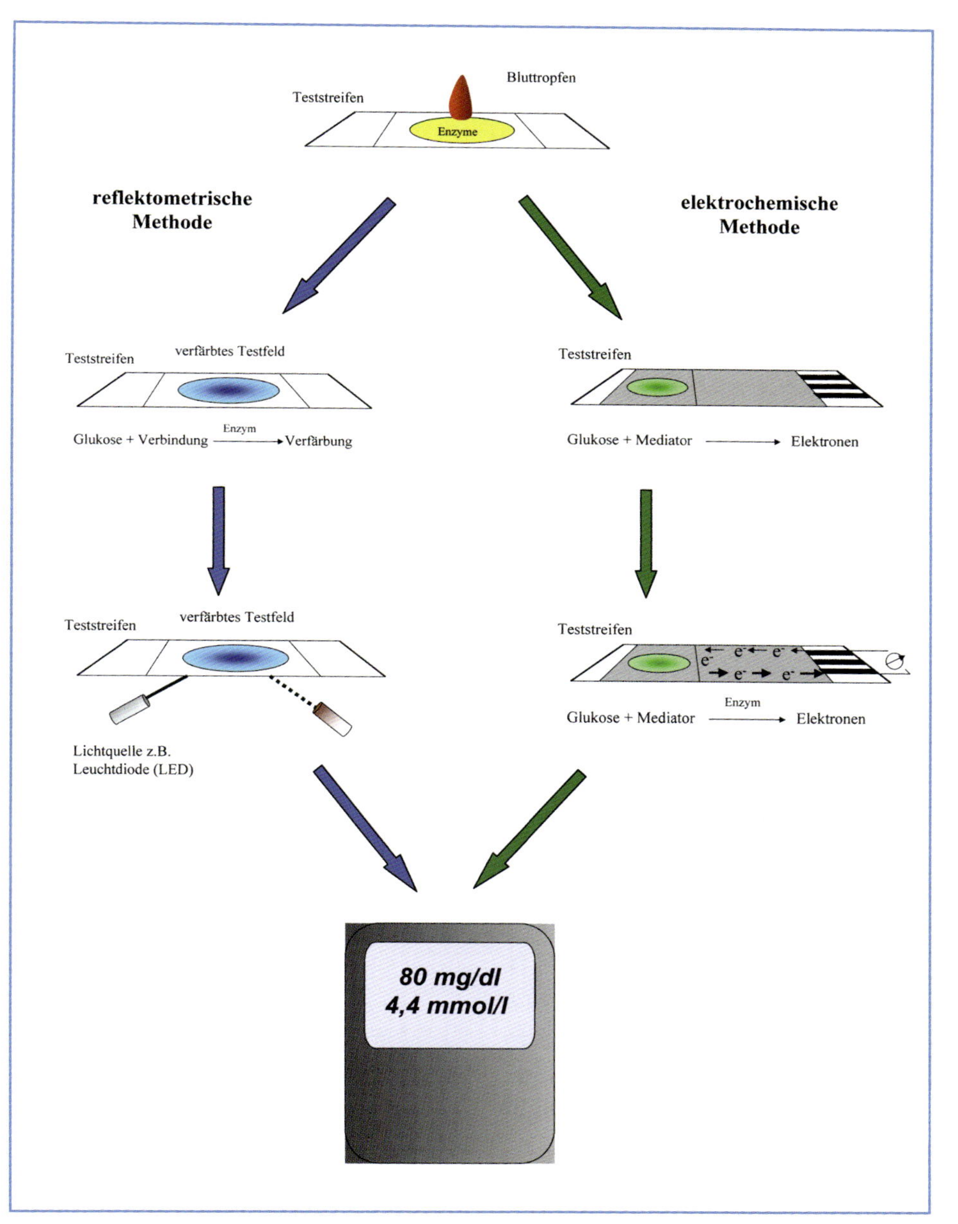

Abb. 4.8: Vergleich der grundsätzlichen Methoden der Blutzuckerselbstkontrolle (modifiziert nach Unterlagen Lifescan)

Elektrode des Teststreifens fließen. Der Stromfluss ist abhängig von der Menge der bei der Reaktion umgewandelten Glukose und gibt damit Auskunft über die Höhe des Blutzuckers.

An dieser Stelle ergibt sich natürlich die Frage nach den Vorteilen bei der Verwendung von Glukosedehydrogenase (GDH). Ein sehr wichtiger Aspekt ist, dass an die Elektrode nur eine sehr kleine Spannung angelegt werden muss, wodurch Nebenreaktionen mit anderen Substanzen des Körpers vermieden werden. Die Spezifik für den Nachweis von Glukose ist folglich besser. Für die Betroffenen hat das den Vorteil, dass mit sehr geringen Blutmengen gemessen werden kann. Auch ist die Reaktion unabhängig vom Sauerstoff, weshalb es keine Probleme gibt, wenn der Blutzucker zum Beispiel während einer Wanderung im Hochgebirge bestimmt werden soll.

Für alle Methoden gilt, dass sie kalibriert sein müssen, d. h. die Messungen orientieren sich an einem Standardwert. Dabei ergeben sich Unterschiede, je nachdem, ob die Kalibrierung auf Vollblut oder Blutplasma erfolgte.

Exkurs: *Blut ist ein Gemisch aus Blutflüssigkeit und Blutzellen. Die Blutflüssigkeit wird als Blutplasma bezeichnet und beinhaltet verschiedene wichtige Körpereiweiße für die Blutgerinnung, die Immunabwehr u. a. Blutzellen sind die roten und die weißen Blutkörperchen sowie die Blutblättchen. Wenn diese im Blutplasma enthalten sind, handelt es sich um Vollblut.*

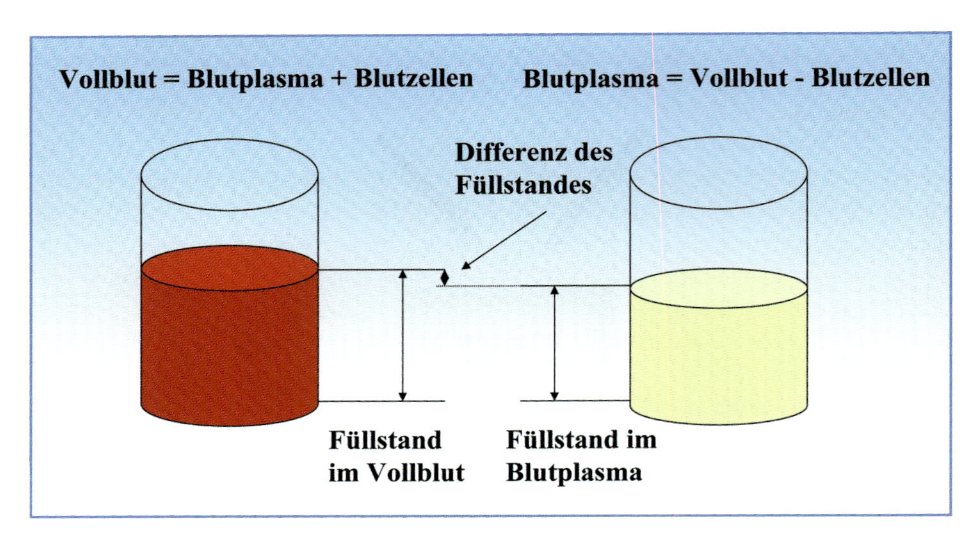

Abb. 4.9: Werden aus Vollblut die Blutzellen entfernt, so ist in dem verbliebenen Blutplasma ein geringeres Volumen, was an dem niedrigeren Füllstand zu sehen ist. Da die Zuckermenge in beiden Fällen nahezu gleich ist, erhöht sich beim Plasma der Anteil des Zuckers pro Volumen, also dessen Konzentration.

Im Vollblut ergeben sich etwas geringere Zuckerwerte als im Blutplasma. Das ist durchaus verständlich. Wenn man Vollblut in ein Glas schüttet, die Höhe der Flüssigkeitssäule markiert und anschließend die Blutzellen entfernt, so wird man sehen, dass die Höhe der Markierung nicht mehr erreicht wird. Mit anderen Worten: Das Volumen des Blutplasmas ist geringer als das Volumen des Vollblutes. Die Messung des Zuckers ist eine Bestimmung der Konzentration, also der Menge an Glukose pro Volumen (deshalb auch die Angabe mg/dl, was bedeutet: es ist eine bestimmte Masse Glukose in einem zehntel Liter Flüssigkeit vorhanden). Es ist deshalb einleuchtend, dass bei Vorliegen einer definierten Masse an Glukose ein höherer Wert gemessen wird, wenn das Volumen der Flüssigkeit kleiner ist. Deshalb ist der Glukosewert, bezogen auf das Blutplasma, höher als bezogen auf Vollblut.

Wird nun ein Gerät auf Blutplasma kalibiert und damit im Vollblut gemessen, so ergeben sich folglich um ca. 10 % niedrigere Werte (weil es auf den höheren Glukosewert abgestimmt ist). Diese Werte liegen in dem für Blutzuckermessgeräte für die Selbstkontrolle zulässigen Toleranzbereich von +/- 20 % (siehe Übersicht 4.1 in Abschnitt 4.3.1). Von den in Deutschland meist verwendeten Messsystemen sind nur die Geräte der Firma Lifescan plasmakalibriert. Alle anderen Geräte messen auf Basis der Vollblutkalibrierung. Für die Betroffenen hat das nur eine geringe Bedeutung. Sie sollten aber wissen, dass bei diesen Geräten systematisch ca. um 10 % niedrigere Werte gemessen werden.

Zusammenfassend kann festgestellt werden, dass sich die Entwicklung der Teststreifen sehr an den Bedürfnissen der Betroffenen orientiert hat. Vor vielen Jahren hatten selbst Diabetologen nicht geglaubt, dass man den Patienten eine vier- bis sechsmalige Selbstverletzung am Tag zumuten kann. Die Kleinheit der notwendigen Blutmenge, welche die Entnahme von Blut auch an anderen Körperstellen als den Fingern zulässt (darüber wird nachfolgend in Abschnitt 4.4 berichtet), und der hohe Komfort bei der Messung haben der Blutzuckerselbstkontrolle und damit der intensivierten Insulintherapie Vorschub geleistet.

4.3 Verfügbare Geräte und Teststreifen für die Blutzuckerselbstkontrolle

In den folgenden Abschnitten soll eine Auswahl einzelner Geräte kurz vorgestellt werden. Weil es in den letzten Jahren eine sehr schnelllebige Entwicklung in diesem Bereich gegeben hat, ist das nicht ganz einfach. Wir werden deshalb einen Überblick geben über die aus unserer Sicht gebräuchlichsten Geräte, was nicht ausschließt, dass wir ein spezielles, von einem Betroffenen oder Arzt favorisiertes System unberücksichtigt lassen. Wir möchten weiterhin darauf verweisen, dass die wichtigsten Informationen für ein Blutzuckermesssystem in der jeweiligen Bedienungsanleitung zu finden sind, die vor dem Gebrauch von jedem Einzelnen gelesen werden muss.

Zunächst darf aber darauf verwiesen werden, dass es schon seit über 25 Jahren Messgeräte für die Blutzuckerselbstkontrolle gibt. Dabei handelte es sich zunächst ausschließlich um Geräte, mit denen man reflektometrische Messungen durchführen konnte. Allerdings waren die ersten Geräte sehr unhandlich.

Diese Unhandlichkeit war dabei kein Maßstab für die Genauigkeit der Messung. Schon damals konnten sehr wohl relativ genaue Blutzuckerwerte ermittelt werden, die den in den Laboratorien gemessenen Werten nur wenig nachstanden.

Die Unhandlichkeit bezog sich jedoch auf verschiedene Punkte. So musste der *Reflomat*® stets an das Netz angeschlossen werden, da ein Batteriebetrieb nicht vorgesehen war. Auch bedurfte es öfters der Kalibrierung, die zeitaufwändig und damit lästig war. Zudem war der Preis der damaligen Geräte erschreckend hoch, d. h. er lag bei ca. 1500 DM. Wenn man sich überlegt, dass die heutigen Geräte nur einen Bruchteil des damaligen Preises kosten, dann wird man verstehen, dass die Blutzuckerselbstkontrolle für die Betroffenen auch dadurch erleichtert wird, dass sie einen einfachen Zugang zu den Geräten haben.

Natürlich hat sich eine Menge an den Geräten geändert, wobei die Hersteller bei der Entwicklung moderner Blutzuckermessgeräte und -Teststreifen auf eine Minimierung möglicher Fehlerquellen geachtet haben. Genannt seien die leichte Bedienbarkeit, die einfache Kali-

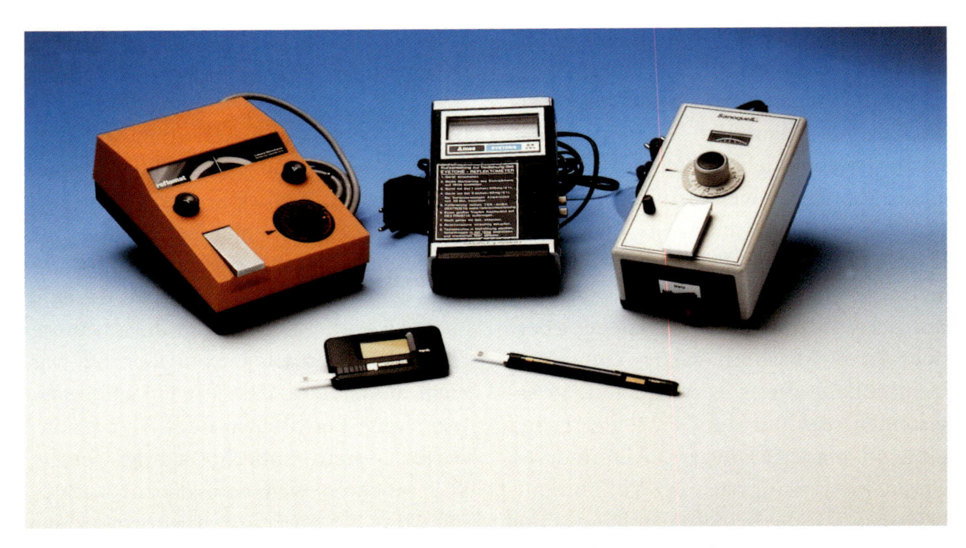

Abb. 4.10: Vergleich der historischen Messgeräte Reflomat® und Eyton® (Ames) mit modernen Systemen

brierung bei Verwendung einer neuen Teststreifenpackung, nur kleine notwendige Blutmengen für die Messung, das selbstständige Aufsaugen des Blutes durch den Streifen, der automatische Start der Messung u. a. m. Auch sind keine aufwändigen Wartungsprozeduren mehr notwendig. Bei den reflektometrischen Geräten bezieht sich diese ausschließlich auf die Reinigung des gemeinsamen Fensters für Lichtquelle und Messzelle. Bei den elektrochemischen Geräten entfällt die Wartung völlig. Es handelt sich also nicht um sinnlose Entwicklungen von den guten, alten Geräten und der visuellen Schätzung weg, sondern um Beiträge zur leichteren Anwendung der Blutzuckerselbstkontrolle und zur Einschränkung von Messfehlern.

Entscheidend bleibt aber trotzdem die Fähigkeit des Betroffenen, mit der Analysetechnik umzugehen, was wiederum eine ausgiebige Schulung (einschließlich der Benennung der technischen Möglichkeiten und Grenzen des Messsystems) und Übung unumgänglich macht. Dies sollte auch beinhalten, dass den gemessenen Werten nicht blind vertraut wird, insbesondere wenn diese die Grundlage für die zu spritzende Insulinmenge (Insulindosisanpassung) darstellen. Grundsätzlich gilt: Je erfahrener der Untersucher ist, desto genauere Werte sind zu erwarten.

4.3.1. Anforderungen an die Blutzuckermessgeräte

Für die Qualität der Blutzuckermessgeräte existieren gesetzliche Vorgaben (aus dem Jahre 1996). In diesen ist ausgeführt:

Medizinische Anforderungen

- Die Geräte müssen zur Selbstmessung von Kapillarblut geeignet sein.
- Eine für die Selbstmessung geeignete Bedienungsanleitung in deutscher Sprache mit verständlicher Erläuterung aller für die richtige Auswertung wesentlichen Vorbereitungs- und Bedienungsschritte muss mitgeliefert werden.
- Messgenauigkeit und Reproduzierbarkeit der Messwerte müssen für eine Selbstmessung ausreichend groß sein (entsprechend nachfolgend aufgeführten technischen Anforderungen).
- Umgebungs- und Betriebsbedingungen sowie Art und Häufigkeit der erforderlichen Nachprüfungen/Kalibrierungen müssen zur Gewährleistung der Messsicherheit vom Hersteller angegeben sein.

Technische Anforderungen

- Einhaltung der geltenden Normen, Gesetze und Verordnungen.
- Nachweis der Einhaltung aller relevanten Sicherheitsbestimmungen und Vorschriften, z. B. GS-Zeichen (bei Netzgeräten), CD-Zertifizierung oder mindestens ein gleichwertiger anderer Nachweis durch ein unabhängiges Prüfinstitut.

- Eindeutige Anzeige der Messwerte und der Einheit in mmol/l (oder alternativ in mg/dl).
- **Messbereich:** mindestens **40 mg/dl (2,2 mmol/l) bis 400 mg/dl (22,2 mmol/l)**.
- **Messgenauigkeit** (95 % aller Werte): besser als **+/- 20 %**.
- Die Messmethode muss angegeben werden.

Übersicht 4.1: Anforderungen an die Qualität der Blutzuckermessgeräte

Soweit zu den sachlichen Vorgaben des Gesetzesgebers, an welche sich die Teststreifen- und Gerätehersteller zu halten haben.

Im wirklichen Alltagsleben ist aber zu beachten, dass die Messgeräte an sich noch keinen Garanten für richtig gemessene Blutzuckerwerte darstellen. Als ganz wichtiger Aspekt kommt nämlich noch der Faktor Mensch hinzu, d. h. der Umgang des Betroffenen mit dem Blutzuckermessgerät und dem Teststreifen. Hier sind Fehler möglich, auf die in Abschnitt 4.4.4. noch gesondert eingegangen wird. **Besonders problematisch ist dabei, dass die Betroffenen dem gemessenen Wert oft ein ungerechtfertigt hohes Vertrauen entgegenbringen, ohne zu beachten, dass die Messgenauigkeit des Systems nur besser als + 20 % (statistisch gesichert für 95 % der gemessenen Werte) sein muss und dass eigene Fehler das Ergebnis verfälschen können.**

4.3.2 Reflektometrische Messgeräte und Teststreifen

Das Prinzip der reflektometrischen Messung wurde in Abschnitt 4.2 ausführlich beschrieben. Wir wiesen auch darauf hin, dass, bedingt durch den Siegeszug der elektrochemischen Methode, das Reflektionsphotometer in den Hintergrund gedrängt wurde. So ist es nicht verwunderlich, dass von den wichtigen Teststreifenanbietern aktuell nur noch die Geräte der *One Touch*- und der *Gluco Touch*-Reihe der Firma Lifescan und aus der neueren Gerätegeneration das Accu-Chek Compact der Firma Roche verfügbar sind. Darüber hinaus gibt es aber noch Teststreifen der Firma Roche für die nicht mehr im Handel befindliche *Accutrend*-Familie und den auch visuell auswertbaren *Haemo-Glukotest 20-800R*, der in der ebenfalls nicht mehr beziehbaren *Reflolux*-Familie eingesetzt wird.

Das *One Touch Basic* und sein Nachfolgemodell das *One Touch Basic Plus* sind sehr einfach zu bedienende Messgeräte. Sie können die gemessenen Blutzuckerwerte sowohl in mg/dl als auch in mmol/l anzeigen, wozu eine einfache Umschaltung erforderlich ist. Die Kalibrierung der Geräte erfolgt per Knopfdruck und ist auf Blutplasma abgestimmt (siehe Abschnitt 4.2). Die chemische Reaktion auf dem Teststreifen basiert auf dem Enzym Glukoseoxidase. Abgesehen vom Design unterscheiden sich beide nur darin, dass das *One Touch Basic Plus* 75 Messwerte mit Datum und Uhrzeit speichern kann (beim *One Touch Basic* blieb

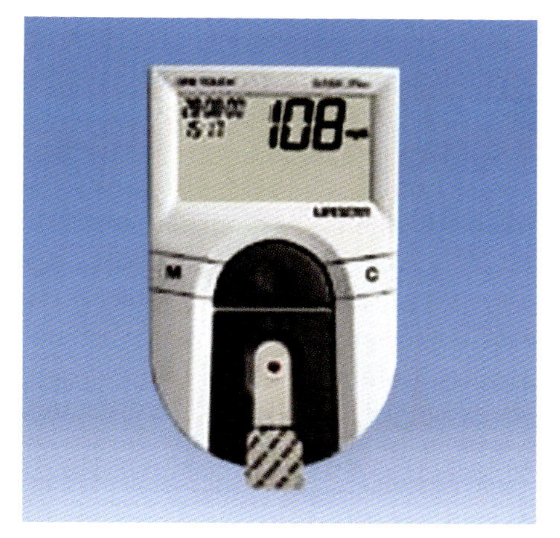

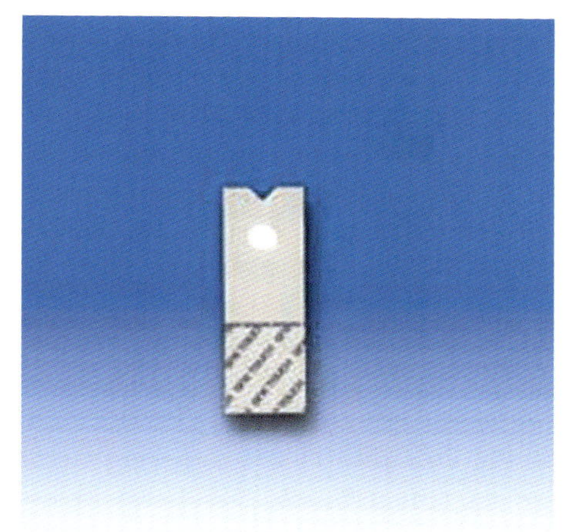

Abb. 4.11: One Touch Basic Plus mit dazugehörigem One Touch-Teststreifen

nur der letzte Messwert gespeichert). Zusätzlich ist eine Computerschnittstelle enthalten.

Besonders auffällig ist das große Display, was eine gute Lesbarkeit auch für sehschwächere Betroffene gewährleistet. Allerdings benötigt der *One Touch-Teststreifen* mit 10 µl eine recht große Menge Blut. Betroffene, die eine schlechte Durchblutung in den Fingerspitzen aufweisen, haben dadurch mitunter gewisse Probleme, ausreichend viel Blut auf den Teststreifen aufzutragen. Auch ist die Messzeit mit 45 Sekunden gegenüber anderen aktuell verfügbaren Teststreifen relativ lang.

In der *One Touch-Geräteserie* gibt es mit dem *One Touch II Talk* noch eine Variante für stark sehgeschädigte oder gar blinde Betroffene. Das Gerät ist mit einem Sprachmodul gekoppelt. Sowohl die Bedienerschritte und die Messergebnisse als auch Fehlermeldungen werden akustisch wiedergegeben.

Eine Erweiterung für höhere Ansprüche bezüglich der Auswertung von Blutzuckermessdaten stellt das *One Touch Profil* dar. Es verwendet ebenfalls die *One Touch-Teststreifen*. Wesentlich ist, dass es über eine umfangreiche elektronische Tagebuchfunktion verfügt. Zu den 250 Messwerten, die das Gerät automatisch mit Datum und Uhrzeit speichert,

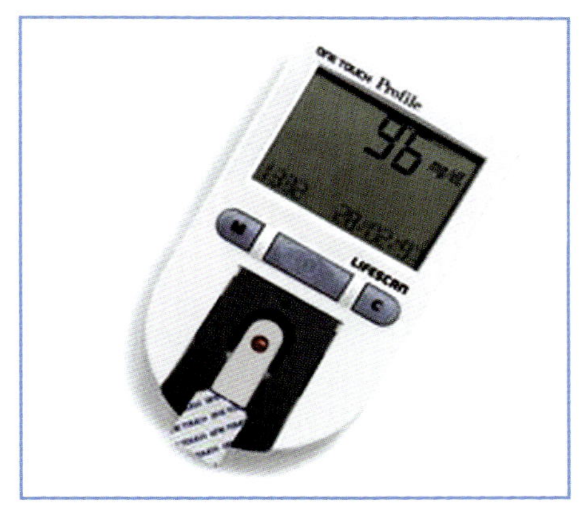

Abb. 4.12: One Touch Basic Profil

können dem jeweiligen Messwert noch Zusatzinformationen wie Insulinmenge, Essensmenge, Tagesereignisse (z. B. eine Unterzuckerung) zugeordnet werden. Eine Auswertung der gemessenen Daten ist möglich, wie zum Beispiel die Berechnung von Durchschnittswerten. Über die Computerschnittstelle lassen sich die Daten in einer speziellen Software verarbeiten *(In Touch 1.3 Diabetes Management Software)*.

Ein weiteres reflektometrisches Gerät ist das *Gluco Touch*. Das Gerät ist besonders einfach zu bedienen, weil die Bedienerführung durch Symbole auf der gut leserlichen Anzeige unterstützt wird. Dadurch ist es gut geeignet bei neumanifestierten Betroffenen, bei Kindern und bei älteren Menschen. Es werden 150 Messwerte mit Datum und Uhrzeit gespeichert, aus welchen sich Durchschnittswerte errechnen lassen. Das Gerät ist ebenfalls umschaltbar von mg/dl auf mmol/l. Wie beim *One Touch* ist die Kalibrierung auf Blutplasma abgestimmt. Eine Computerschnittstelle ist vorhanden. Der *Gluco TOuch-Teststreifen* benötigt mit 7 µl eine geringere Menge Blut als der *One Touch-Teststreifen*. Auch die Messzeit ist mit 30 Sekunden etwas kürzer. Die Benetzung des Teststreifens mit Blut erfolgt außerhalb des Gerätes. Eventuell zuviel aufgetragenes Blut wird aufgesaugt. Auf der Rückseite des Teststreifens befindet sich ein Kontrollfenster, wodurch die Verfärbung des Teststreifens nach der Messung sichtbar ist. Diese visuelle Kontrolle dient allerdings nur der Plausibilität (ob die Reaktion stattgefunden hat oder nicht). Eine visuelle Auswertung der Verfärbung ist nicht vorgesehen.

Auch das *Accu-Chek Compact* arbeitet reflektometrisch. Dieses Gerät trägt dem Anliegen der Betroffenen nach Messkomfort Rechnung, indem mehrere Messungen ohne manuelles Einführen eines neuen Teststreifens in das Gerät

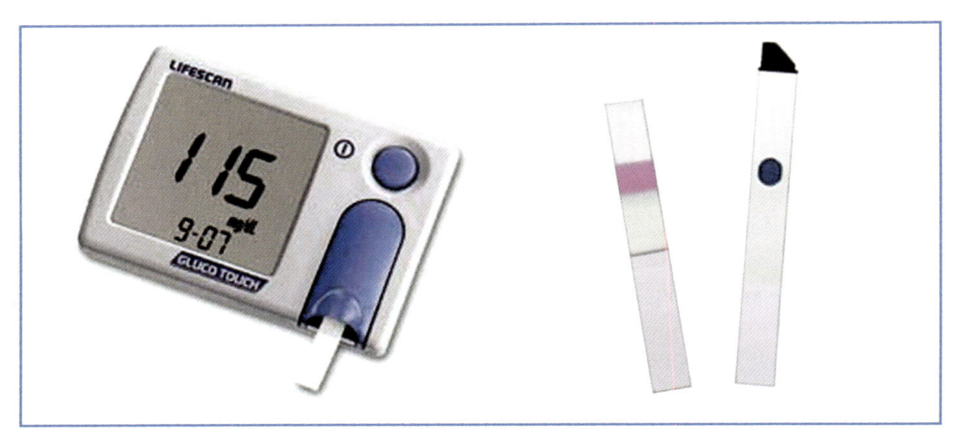

Abb. 4.13: Glouco Touch mit dazugehörigem Glouco Touch-Teststreifen

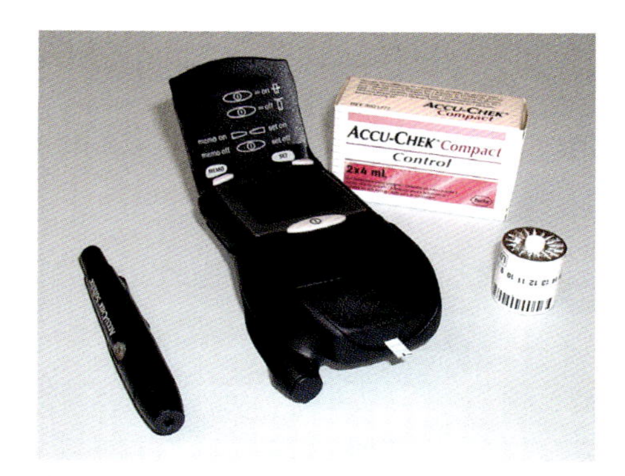

Abb. 4.14: Accu-Chek Compact

möglich sind. Dazu wird ein Teststreifenmagazin (in Form einer Trommel) mit 17 Streifen in das Gerät eingelegt. Die Codierung erfolgt automatisch. Vor der Messung tritt per Knopfdruck ein Teststreifen selbstständig in Messposition. Nach 15 Sekunden ist die Messung beendet und der Streifen kann per Knopfdruck aus dem Gerät ausgeworfen werden. Die Teststreifen, die auf der Basis der Reaktion des Enzyms Glukosedehydrogenese funktionieren, benötigen eine Blutmenge von 3,5 µl. Leider verfügt das *Accu-Chek Compact* nur über 100 Speicherplätze, was einen gewissen Rückschritt zu den anderen derzeit auf dem Markt befindlichen Geräten bedeutet. Auch ist aufgrund der bei der reflektometrischen Messung hin und wieder notwendigen Reinigung des Messfensters keine völlige Wartungsfreiheit gegeben.

4.3.3 Elektrochemische Messgeräte und Biosensoren

Wie bereits mehrfach beschrieben, hat sich das elektrochemische Messverfahren durchgesetzt. Die auf dem Markt befindlichen Geräte sind klein und handlich, die Messung kann schnell und unproblematisch durchgeführt werden.

Die Entwicklung wurde im Jahr 1989 durch die Firma MediSense zunächst in den USA eingeleitet. Dabei kamen Geräte im Format eines Kugelschreibers *(MediSense Pen Sensor)* und einer Scheckkarte *(MediSense Card Sensor)* auf den Markt, in welche mit dem *ExacTech-Teststreifen* die ersten Streifen mit elektrochemischer Auswertung, sogenannte Biosensoren, kamen. Die Streifen wurden mehrfach verändert mit immer besseren Parametern, während die Messgeräte zumindest äußerlich gleich blieben. Die letzte Entwicklung, die auch heute noch verfügbar ist, war der *MediSense Precision Plus-Teststreifen*, der mit einer Blutmenge von 3,5 µl auskommt und auf dem der Blutstropfen auch verschmiert werden kann. Die Messzeit beträgt wie bei den vorherigen (seit 1991 verfügbaren) Teststreifen 20 Sekunden. Alle Teststreifengenerationen waren bei MediSense einzeln eingeschweißt, um Umwelteinflüsse auszuschließen. Die Gerätegeneration, zu der dann noch der *Precision QID* mit unterschiedlicher Farbgebung, aber der gleichen Technologie hinzukam, blieb in Deutschland bis 2001 auf dem Markt, in dieser Form also über 10 Jahre. In nächster Zeit werden sicher auch die dazuge-

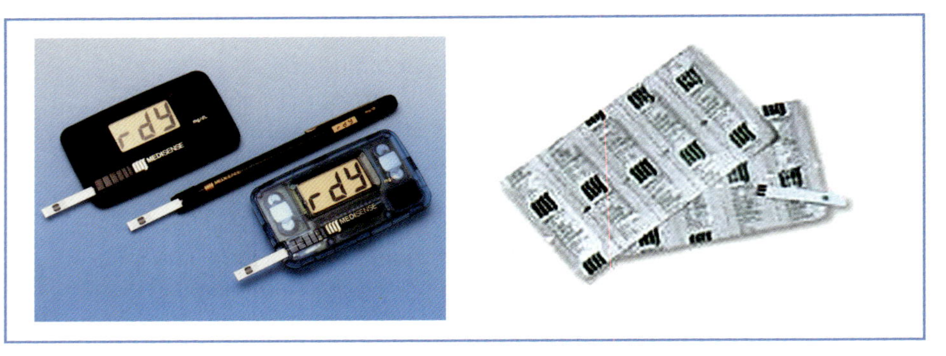

Abb. 4.15: Bewährten sich über 10 Jahre: MediSense Card Sensor und MediSense Pen Sensor
rechts: eingeschweißte MediSense Precision Plus-Teststreifen

hörigen *MediSense Precision Plus-Teststreifen* vollständig abgelöst sein.

Als Weiterentwicklung einer bewährten Gerätegeneration ist das MediSense Precision Xtra anzusehen. Durch das große Display ist eine komfortable Bedienerführung gegeben. Das Gerät kann die gemessenen Blutzuckerwerte wahlweise in mg/dl oder in mmol/l anzeigen. Die Kalibrierung des Gerätes erfolgt mit Hilfe eines Codestreifens. 450 Messwerte werden mit Datum und Uhrzeit gespeichert. Über die Computerschnittstelle ist das Datenmanagement auf einem verfügbaren PC möglich.

Seit Ende des Jahres 2001 gibt es *MediSense Precision Xtra Plus-Teststreifen*. Die chemische Reaktion erfolgt dabei auf der Basis des Enzyms Glukosedehydrogenase. Die für die Messung notwendige Blutmenge beträgt 2,5 µl. Das Blut kann an der Spitze des Teststreifens aufgesaugt werden, so dass eine sichere Messdurchführung gewährleistet ist. Nach dem Auftragen des Blutes kann innerhalb von 30 Sekunden eine Nachdosierung erfolgen, falls die Blutmenge nicht ausreichend war. Die Messung selbst dauert 20 Sekunden.

Das *MediSense Precision Xtra* besitzt eine Besonderheit, denn neben der Messung des Blutzuckers ist es auch möglich, mit gesonderten Teststreifen *(Precision*

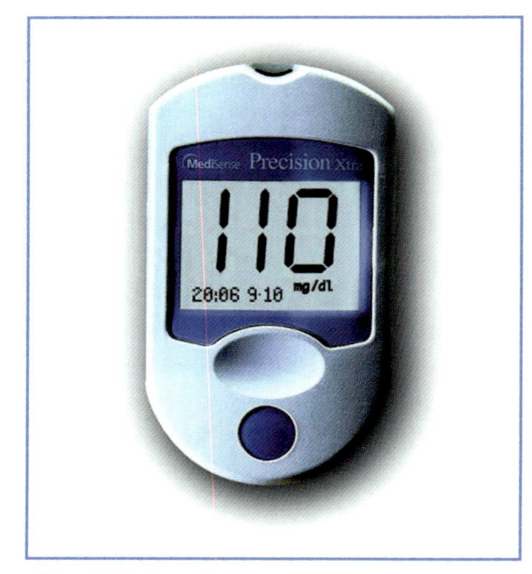

Abb. 4.16: MediSense Precision Xtra

Xtra β-Keton-Elektroden) das Blutketon β-Hydroxylbutyrat zu messen. Diese Verbindung tritt im Körper auf, wenn Fett abgebaut wird. Erfolgt dieser Fettabbau allerdings aufgrund eines Insulinmangels, so kann eine schwere Stoffwechselentgleisung in Form einer Ketoazidose auftreten. Es ist also für den Betroffenen sehr wichtig, diesen gefährlichen Zustand möglichst schnell zu erkennen. In Abschnitt 6 wird darauf noch gesondert eingegangen.

Ein völlig neuartiges System bietet MediSense mit dem *Soft Sense™* an. Bekanntlich spielt bei vielen Betroffenen das Problem der Selbstverletzung zur Blutentnahme eine wichtige Rolle. Obwohl mechanische Stechhilfen mit einstellbarer Stechtiefe und fein geschliffenen Lanzetten die Hemmschwelle herabgesetzt haben, gibt es Menschen, die aus diesem Grund auf die Blutzuckerselbstkontrolle lieber verzichten (und damit eine schlechtere Stoffwechselführung in Kauf nehmen). Insbesondere trifft das auch für kleinere Kinder zu. Das *Soft Sense™* ist nun ein Versuch, dieses Problem beseitigen zu helfen, indem es die Blutentnahme und die Blutzuckermessung in einem Gerät zusammenführt. Die beiden Vorgänge finden statt, ohne dass der Betroffene das Messsystem von der Blutentnahmestelle absetzen muss.

In dem zugegebenermaßen recht großen (Maße: 135 mm x 90 mm x 40 mm), schweren und deshalb auch etwas unhandlichen Messgerät sind ein Lanzettensystem und eine kleine Vakuumpumpe integriert. Wenn das Gerät auf die Haut aufgesetzt und in Betrieb genommen wird, saugt die Pumpe die oberen Hautschichten an. Über der Ansaugstelle befindet sich die Lanzette. Nach Betätigung des Startknopfes sticht die Lanzette selbstständig in die angesaugte Hautschicht. Durch das Vakuum wird das Blut angesaugt und automatisch auf den Teststreifen gebracht. Nach 20 Sekunden erscheint auf dem Display der gemessene Blutzuckerwert.

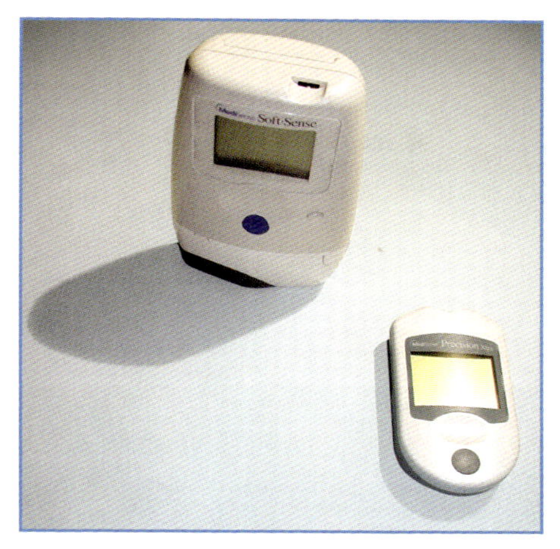

Abb. 4.17: Soft Sense™
(im Vergleich mit Precision Xtra)

Das Messsystem ist nicht auf die Blutentnahme aus der Fingerbeere angewiesen, sondern kann an beliebigen Körperstellen angesetzt werden (darauf wird in Abschnitt 4.4 noch eingegangen). Das ist aus der Sicht der Betroffenen ein wichtiger Vorteil, denn oftmals sind die bei früheren Verfahren ausschließlich benutzten Fingerkuppen bereits deutlich in Mitleidenschaft gezogen worden. Alternativ dazu ist natürlich auch die normale Vor-

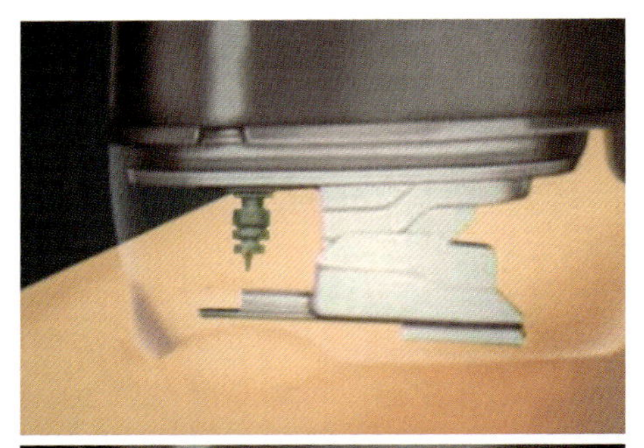

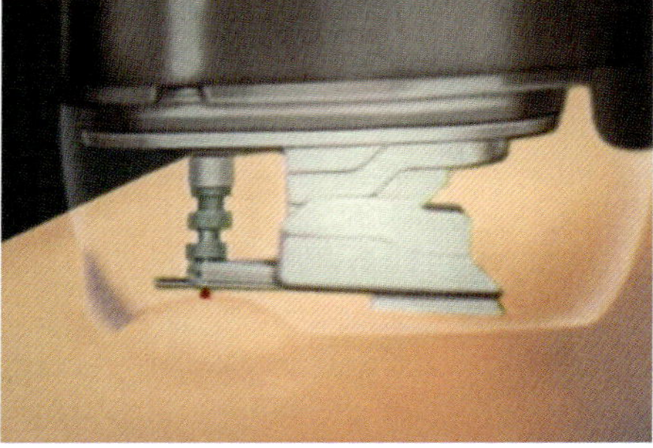

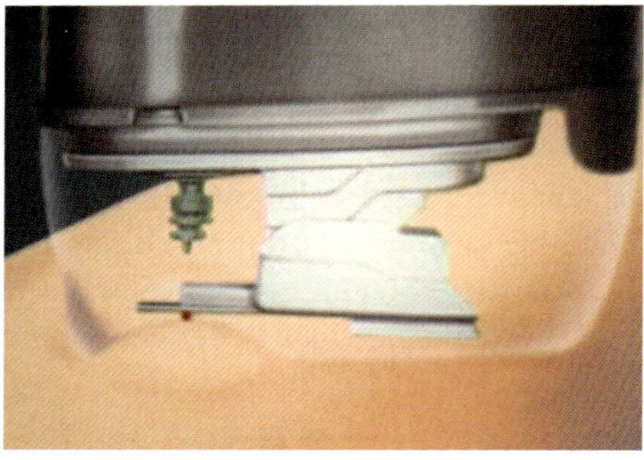

Abb. 4.18: Arbeitsweise des Blutzuckermess-systems Soft Sense™

gehensweise über das manuelle Auftragen von Blut auf den Teststreifen möglich, weshalb das *Soft Sense™* über einen zweiten Aufnahmeschlitz verfügt. Wie bei modernen Geräten üblich, lassen sich 450 Messwerte mit Datum und Uhrzeit speichern, ist der Messbereich in mg/dl oder in mmol/l wählbar, können die Durchschnittswerte über einen gewissen Zeitraum bestimmt werden (7, 14 und 28 Tage) und existiert eine Computerschnittstelle. Die Kalibrierung des Gerätes erfolgt mit Hilfe eines Codestreifens. Als problematisch muss die notwendige Reinigung der Blutentnahmekammer angesehen werden, weil damit eine Wartungsfreiheit nicht mehr gegeben ist.

Die zu verwendenden *Soft Sense-Blutglukose-Teststreifen* basieren auf der MediSense-Technologie und sind deshalb dem *MediSense Precision Xtra Plus-Teststreifen* ähnlich. Die chemische Reaktion erfolgt ebenfalls auf der Basis des Enzyms Glukosedehydrogenase. Die für die Messung notwendige Blutmenge beträgt 2,5 µl und die Messung dauert 20 Sekunden.

Historisch gesehen brachte Bayer mit dem *Glucometer Elite®* als zweite Firma ein elektrochemisches Messsystem auf den Markt. Die dabei verwendeten Glucometer-Elite-Sensoren hatten erstmals eine Kapillare integriert, durch welche eine definierte Menge Blut aufgesaugt wurde. Die chemische Reaktion erfolgt über das Enzym Glukoseoxidase.

Das aktuell verfügbare Gerät *Ascensia Elite XL®* (frühere Bezeichnung: *Glucometer Elite XL®*) besitzt ein großes Display, um die Werte gut ablesen zu können. Die Bedienung des Gerätes erfolgt völlig ohne Tastendruck, d. h. nach dem Einschieben des Teststreifens startet das Gerät automatisch und misst eigenständig nach dem Auftragen von Blut. Die notwendige Blutmenge ist mit 2 µl sehr gering. Die Messzeit beträgt 30 Sekun-

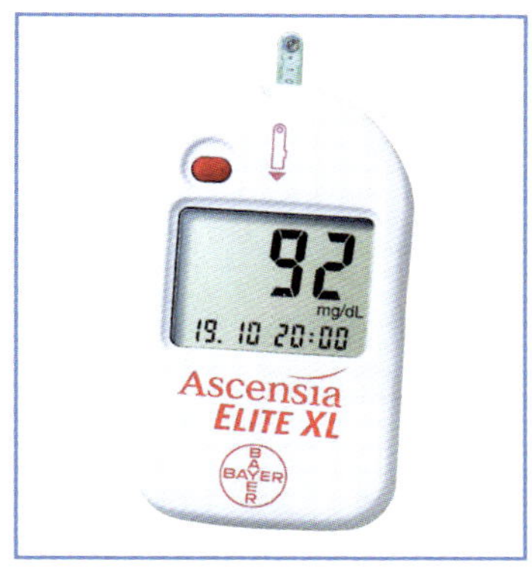

Abb. 4.19: Ascensia EliteXL®

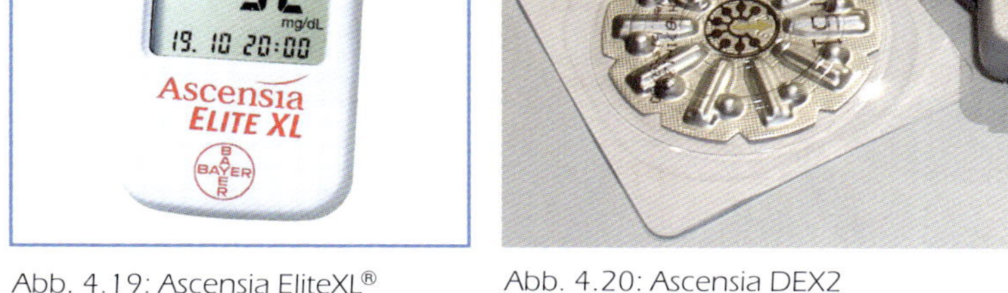

Abb. 4.20: Ascensia DEX2

den. 120 Messwerte werden mit Datum und Uhrzeit gespeichert und können über eine Schnittstelle auf einen Computer übertragen werden. Die Kalibrierung des Gerätes wird mit einem Codestreifen vorgenommen.

Eine Innovation von Bayer in Bezug auf den Messkomfort stellte das *Ascensia DEX* (frühere Bezeichnung: *Glucometer DEX)* dar. Charakteristisch ist, dass nicht ein einzelner Teststreifen, sondern eine Sensor-Disk mit 10 Messstellen in das Gerät eingesetzt wird, so dass der Blutzucker 10 mal ohne Wechsel der Teststreifen gemessen werden kann. Nach dem Einlegen der Sensor-Disk erfolgt automatisch die Codierung des Gerätes. Die chemische Reaktion basiert auf dem Enzym Glukoseoxidase.

Die für die Messung notwendige Blutmenge beträgt 3,5 µl, die Messzeit 30 Sekunden. 100 Messwerte werden mit Datum und Uhrzeit gespeichert. Wie bei anderen Geräten von Bayer auch ist eine Computerschnittstelle vorhanden und lässt sich das Gerät wahlweise auf mg/dl oder mmol/l umschalten.

Die Firma Roche Diagnostics hat Pionierarbeit bei der Entwicklung der Blutzuckerselbstkontrolle geleistet, auch wenn sie erst relativ spät mit einem elektrochemischen Messverfahren auf den Markt kam. Breit eingesetzte Geräte sind der *Accu-Chek Sensor* und der *Accu-Chek Comfort*. Beide unterscheiden sich nur im Design, haben aber ansonsten die gleichen Parameter. Sie besitzen ein großes, leicht ablesbares Display, enthalten wie alle modernen Geräte eine Computerschnittstelle und können 100 Messwerte mit Datum und Uhrzeit speichern. Allerdings können die beiden Geräte nicht auf die verschiedenen Maßeinheiten mg/dl bzw. mmol/l umgeschaltet werden, d. h. sie sind für eine der beiden Einheiten festgelegt. Die Kalibrierung erfolgt über einen Code-Chip. Nach dem Einführen des Teststreifens *Accu-Chek Sensor Comfort Glucose* startet die Messung automatisch. Der Blutstropfen wird vom Streifen

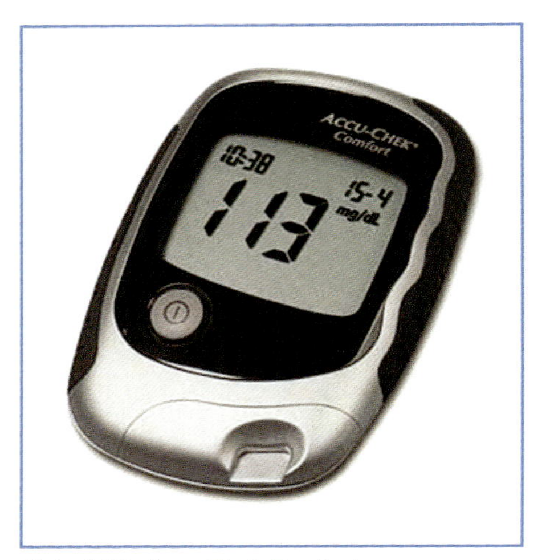

Abb. 4.21: Accu-Chek Comfort

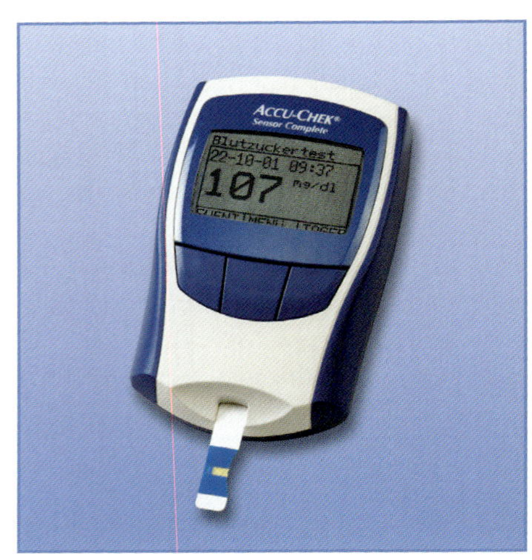

Abb. 4.22: Accu-Chek Sensor Complete

selbstständig eingesaugt. Für die Messung ist eine Blutmenge von 3,5 µl notwendig. Bei unzureichender Blutmenge ist eine Nachdosierung mit Blut innerhalb der ersten 15 Sekunden möglich. Die Messung dauert mit 40 Sekunden relativ lange im Vergleich zu anderen Teststreifen. Die biochemische Reaktion auf dem Teststreifen basiert auf dem Enzym Glukoseoxidase.

Auf der gleichen Technologie und mit dem gleichen Teststreifen wie der Accu-Chek Sensor arbeitet der *Accu-Chek Sensor Complete*. Dabei handelt es sich um einen Blutzucker-Messcomputer mit umfangreichem Datenmanagement und Datenanalyse, was besonders jüngere Betroffene mit einer flexiblen Insulintherapie schätzen. Alle für Dokumentation und Diabetesmanagement wichtigen Daten können eingegeben werden. Insgesamt sind 1000 Daten speicherbar (Blutzucker-Messwerte, Datum, Uhrzeit, weitere wichtige Daten, wie das verwendete Insulin, gegessene Kohlenhydrateinheiten, HbA_{1c}-Werte, Insulinpumpenprofile, Ereignisse und weiteres). Allerdings belegt jeder eingegebene Wert einen der

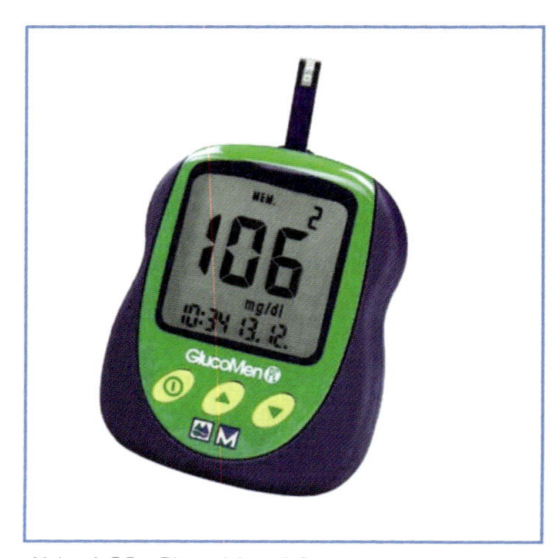

Abb. 4.23: GlucoMen PC

1000 Speicherplätze. In der Tagebuchfunktion können Analysen und graphische Auswertungen vorgenommen werden. Die Messwerte des *Accu-Chek Sensor Complete* lassen sich alternativ in mg/dl oder in mmol/l anzeigen.

In die gleiche Geräteklasse wie der *Accu-Chek Sensor* einzuordnen ist das *GlucoMen PC* der Firma Menarini. Es besitzt eine große, gut ablesbare Anzeige, eine Computerschnittstelle und kann 350 Messwerte mit Datum und Uhrzeit speichern. Für die Messung mit dem Teststreifen *GlucoMen Sensor* ist eine Blutmenge von 3 µl notwendig. Der Streifen basiert auf der Reaktion mit Glukoseoxidase. Die Messzeit beträgt 30 Sekunden nach dem selbstständigen Aufsaugen des Blutes durch den Streifen.

Der Wunsch der Betroffenen, die Selbstverletzung bei der Blutzuckermessung möglichst klein zu halten und weiterhin außer der Fingerbeere auch alternative Körperstellen zur Blutentnahme nutzen zu können (z. B. den Unterarm), hat zur Entwicklung von Teststreifen und Geräten geführt, die mit sehr kleinen Probenmengen auskommen. In Deutschland betrifft das besonders das *One Touch® Ultra* der Firma Lifescan und das *Freestyle* der Firma Disetronic.

Das kleine und handliche Gerät *One Touch® Ultra* und die dazugehörigen *One Touch Ultra-Teststreifen* benötigen für die Messung nur eine Blutprobe von 1 µl. Besonders beachtlich ist die extrem kurze Messzeit von 5 Sekunden. Im Prinzip bekommt man den Blutzuckerwert schon angezeigt, wenn das Blut durch den Streifen aufgesaugt wurde. Wie die meisten modernen Geräte ist die Messung in beiden Messbereichen mg/dl und mmol/l durch Umschalten möglich. 150 Messwerte werden mit Datum und Uhrzeit gespeichert, aus denen die Berechnung von 14- und 30-Tage-Durchschnittswerten vorgenommen werden kann. Zu bemerken ist noch, dass das *One Touch® Ultra* wie alle Geräte der Firma Lifescan auf Blutplasma kalibriert ist (siehe Abschnitt 4.2) und dass die biochemische Reaktion auf Glukoseoxidase beruht.

Seit 2002 gibt es noch eine Kombination des *One Touch® Ultra* in einem Gehäuse mit dem Insulinpen Innovo der Firma Novo Nordisk. Dieses Gerät mit dem Namen InDuo soll die Anzahl der Utensilien etwas verringern, die ein Diabetiker unterwegs so mit sich herumtragen muss.

Das *FreeStyle* von Disetronic benötigt mit 0,3 µl die geringste Blutmenge von

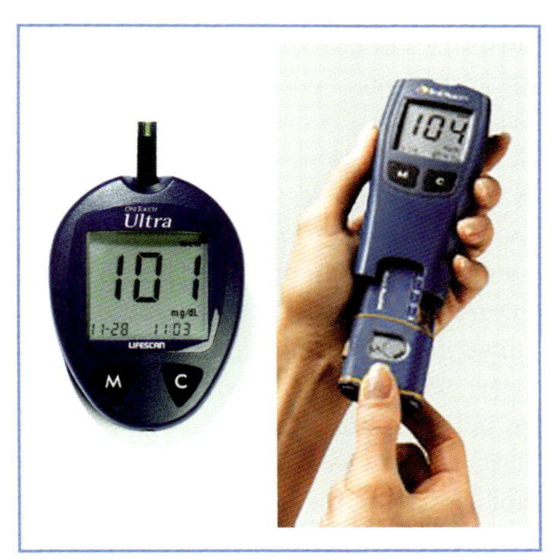

Abb. 4.24: One Touch® Ultra und In Duo

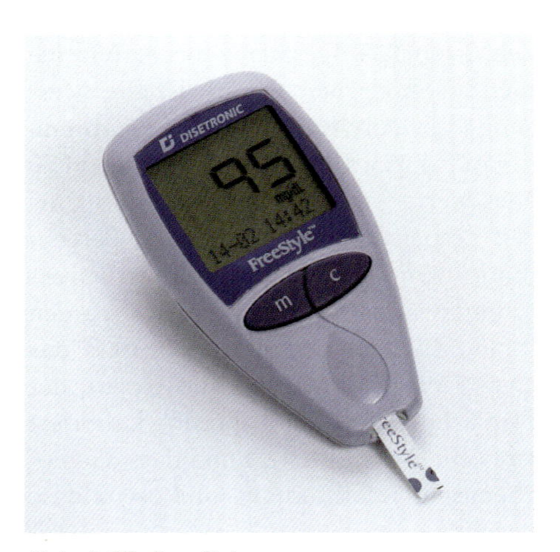

Abb. 4.25: FreeStyle

allen Blutzuckermesssystemen. Die Reaktion auf dem Teststreifen erfolgt über die enzymatische Reaktion mit Glucosedehydrogenase. Das Blut wird seitlich von dem Teststreifen angesaugt, wobei die Messung erst startet, wenn die Menge ausreichend ist. Die Messdauer beträgt etwa 15 Sekunden (die Zeitdauer der Messung hängt von der gemessenen Zuckermenge ab). Das kleine handliche Gerät kann 250 Messwerte speichern, die Durchschnittswerte über die letzten 14 Tage ermitteln, beide Messbereiche (mg/dl und mmol/l) anzeigen und verfügt über eine Computerschnittstelle. Die Codierung erfolgt per Tastendruck.

Die dargestellten Geräte zeigen in gewisser Weise die Entwicklung in den letzten Jahren. Daneben gibt es noch weitere Messsysteme. Wenn man derzeit auf eine Medizintechnikmesse fährt, scheint die Vielfalt keine Grenzen zu kennen, wobei sich keine neuen Aspekte bezüglich der Technik und der Handhabung ergeben. Prinzipiell kann davon ausgegangen werden, dass alle Systeme die geforderte Messqualität bringen.

4.3.4 Kriterien für die Auswahl eines Blutzuckermesssystems

Nachdem nun eine große Anzahl an Messsystemen beschrieben wurde, stellt sich sicher die Frage nach den Kriterien, nach denen dieses ausgewählt werden sollte.

Bezüglich der Qualität der Messergebnisse gibt es zwischen den einzelnen Systemen keinen wesentlichen Unterschied (es wird bewusst von einem System gesprochen, welches das Messgerät und den Blutzuckerteststreifen umfasst). Verschiedene Studien zu diesem Thema führten nicht zur Favorisierung dieses oder jenes Systems. Das sollte auch einleuchten, denn schließlich sind für eine Zulassung die in Abschnitt 4.3.1 dargestellten Anforderungen an die Blutzuckermessgeräte vom Hersteller zu gewährleisten. Weil besagte Studien außerdem von geschultem Personal durchgeführt wurden, ist auch nicht damit zu rechnen, dass grobe Fehler bei der Messung auftraten. Eigentlich heißt das nichts anderes, als dass das betreffende Messsystem sicher angewendet werden kann.

Wie sich das für den Betroffenen darstellt, ist eine ganz andere Sache. Deshalb ist das grundsätzliche Kriterium für die Auswahl eines Blutzuckermesssystems der sichere und fehlerfreie Umgang im Alltag. Die Akzeptanz bezüglich des Designs, des Aufwandes bei der Messung und den Möglichkeiten des Datenmanagements sind weitere Kriterien, wobei sicher der persönliche Geschmack die entscheidende Rolle spielt. Eine zusammenfassende Darstellung ist dem nachfolgenden Kasten zu entnehmen. Diese kann als Checkliste dienen, wenn die

Wichtige Fragen und Kriterien bei der Auswahl eines Blutzuckermesssystems:

- Wie ist die Handhabung und wie kommt der Betroffene damit zurecht?
- Wie groß und wie schwer ist das Gerät?
- Wie groß ist die Anzeige auf dem Gerät (wichtig besonders bei eingeschränktem Sehvermögen)?
- Wie gefällt dem Betroffenen das Design (Aussehen) des Gerätes?
- Wie groß ist die für die Messung notwendige Blutmenge (bei sehr geringen Mengen lassen sich andere Stellen als die Fingerkuppen zur Blutentnahme nutzen)?
- Werden Blutentnahme und Messung in einem Vorgang gewünscht (verdeckte Blutentnahme und nachfolgende automatische Messung)?
- Wie lang ist die Zeit vom Auftrag des Blutes bis zum Messergebnis?
- Startet die Messung auch, wenn nicht genügend Blut auf dem Testfeld vorhanden war?
- Ist auf dem Teststreifen eine visuelle Kontrolle erwünscht?
- Saugen die Teststreifen die erforderliche Blutmenge auf?
- Ist eine Nachdosierung möglich, wenn zu wenig Blut aufgetragen wurde?
- Wie erfolgt die Kalibrierung des Messgerätes (manuell, mittels Codestreifen oder Codechip, automatisch)?
- Wie viele Messwerte lassen sich speichern?
- Welche Möglichkeiten ergeben sich bezüglich des Datenmanagements (innerhalb des Gerätes und außerhalb über einen Computer)?

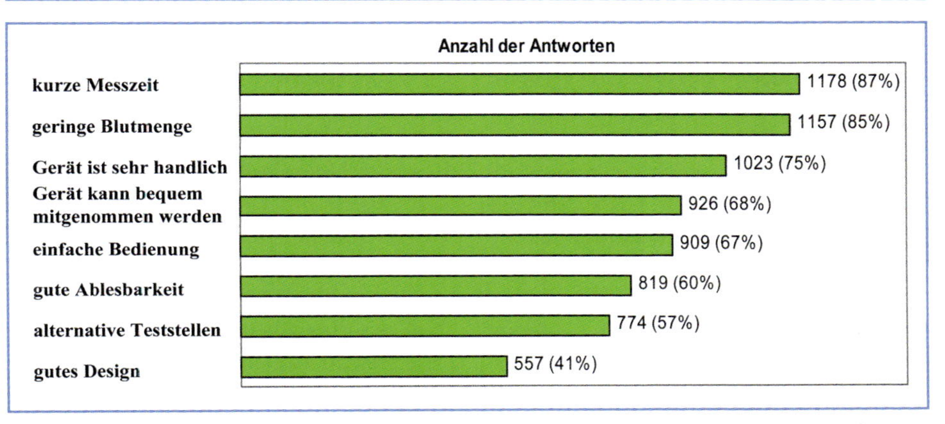

Abb. 4.26: Wichtige Kriterien für 1357 Betroffene bei einer Befragung zu den Eigenschaften des Blutzuckermesssystems One Touch® Ultra (Mehrfachantworten waren möglich)

Entscheidung für ein Messsystem getroffen werden soll.

Welche Kriterien für die Betroffenen im Durchschnitt ausschlaggebend sind, kann aus Befragungen ermittelt werden, die allerdings meist auf ein bestimmtes Produkt bezogen sind. Sie geben aber trotzdem einen gewissen Überblick über die Wünsche. Stellvertretend seien ohne weiteren Kommentar die Ergebnisse von 1357 Fragebögen der Firma Lifescan anlässlich der Markteinführung des *One Touch® Ultra* genannt.

4.4 Durchführung der Blutzuckerselbstkontrolle

4.4.1 Blutzuckerselbstkontrolle in Abhängigkeit von der Diabetestherapie

Der Zusammenhang zwischen der Blutzuckerselbstkontrolle und einer optimalen Stoffwechseleinstellung wurde bereits beschrieben. Es ist einleuchtend, dass dabei die Häufigkeit der Blutzuckerselbstkontrolle von der Therapie abhängig ist. Schließlich verbirgt sich hinter dieser Kontrollmaßnahme auch ein handfestes ökonomisches Problem. Würden alle Diabetiker, die kein Insulin spritzen, täglich mehrfach den Blutzucker messen, so hätten die Krankenkassen ein (weiteres) ökonomisches Problem. Aus dieser Kenntnis heraus ergeben sich Anhaltspunkte für eine sinnvolle Anwendung der Blutzuckerselbstkontrolle in Abhängigkeit von der Diabetestherapie:

- Erfolgt die Behandlung **ohne Insulin,** so ist es sinnvoll, den Blutzucker etwa **2- bis 3 mal pro Woche** zu testen. Auf diese Weise erhält der Betroffene eine Information über den Blutzucker und liefert seinem Arzt zum nächsten Besuch wichtige Hinweise, ob an der Therapie etwas verändert werden muss (unter der Voraussetzung, dass die gemessenen Werte auch dokumentiert wurden).
- Bei der Behandlung **mit täglich zwei Spritzen Mischinsulin (konventionelle Therapie**) wird empfohlen, **täglich 1- bis 2 mal** den Blutzucker zu messen. Neben den üblichen Messungen ist es sinnvoll, zusätzlich einmal im Monat ein häusliches Tag-Nacht-Profil zu erstellen, wodurch der Arzt die Diabeteseinstellung überprüfen kann.
- Unter einer **Insulintherapie mit 4-5 Spritzen täglich (intensivierte konventionelle Therapie**) wird mit Hilfe der Blutzuckerselbstkontrolle die Insulindosis zu den Mahlzeiten an die gemessenen Blutzuckerwerte und die zu erwartende Mahlzeit angepasst. Daraus ergeben sich insgesamt **4-6 Messungen pro Tag:**
  - **nach dem Aufstehen/vor dem Frühstück**
  - **vor dem Mittagessen**
  - **vor dem Abendessen**
  - **vor dem Schlafengehen**
  - **ein- bis zweimal pro Monat in der Nacht zwischen 2 und 3 Uhr.**
- Wird die Insulintherapie mit Hilfe einer **Insulinpumpe** durchgeführt oder treten Sondersituationen wie das er-

freuliche Ereignis einer **Schwangerschaft** ein, so ist von **7-8 Messungen pro Tag** auszugehen.

Zusätzliche Messungen sind erforderlich, wenn die **Gefahr einer Unterzuckerung** vermutet wird oder der Verdacht auf **hohe Blutzuckerwerte** vorliegt. Weiterhin sollte auch in besonderen Situationen, wie Infektionen, Krankheit oder Urlaub mit Zeitverschiebung, häufiger gemessen werden.

Inwieweit routinemäßige Messungen nach dem Essen sinnvoll sind, kann derzeit nicht genau eingeschätzt werden. Immerhin zeigen eine Reihe von wissenschaftlichen Studien, dass sehr hohe Blutzuckerwerte nach dem Essen ebenfalls für die Entwicklung von diabetischen Folgeerkrankungen verantwortlich zu machen sind. Weiterhin wurde nachgewiesen, dass Betroffene, die den Blutzucker auch nach dem Essen messen, über bessere Blutzuckerwerte verfügen, wobei aus diesen Messungen nur Schlussfolgerungen für zukünftige Mahlzeiten (Ernährungsumstellung) gezogen werden können. Eine unmittelbare Korrektur des durch das Essen bedingten ansteigenden Blutzuckers ist nicht möglich, weil die wesentliche Wirkung des Essensinsulins erst 3-4 Stunden später beurteilt werden kann.

Die Blutzuckerselbstkontrolle beinhaltet nicht nur die Messung an sich, sondern auch die Dokumentation der Werte im Blutzuckerheft oder in einem Computerprogramm. Bei Patienten mit einer intensivierten Insulintherapie oder einer Insulinpumpe sind weiterhin die Bewertung der gemessenen Werte und die entsprechende Reaktion darauf wichtig.

An dieser Stelle soll auch einmal deutlich darauf hingewiesen werden, dass bei aller Selbstkontrolle und -Therapie trotzdem auch noch der Arzt einzubeziehen ist. Er legt grundlegende Maßnahmen fest, insbesondere wenn die betriebene Therapie nicht mehr zu der gewünschten Blutzuckereinstellung führt oder sich gar Komplikationen einstellen. Auch das Verschreiben von Medikamenten, eines Blutzuckermessgerätes oder von Teststreifen gehört dazu.

Im praktischen Alltag zeigen sich hier durchaus Probleme.

Zum einen gibt es Gerätesammler. Immer wenn ein neues Gerät auf den Markt kommt, lässt man sich von den Argumenten der Werbung einfangen und fordert dieses – nicht selten als Verordnung vom behandelnden Arzt.

Trotz aller zur Verfügung stehenden Technik ist es nicht sinnvoll, dass potentielle Anwender ein neues Gerät verlangen, weil es vielleicht besonders schick ist, obwohl sie bereits ein oder mehrere derartige Instrumente besitzen.

Auch kommt es vor, dass Betroffene mit einem Typ 2-Diabetes, der noch ohne Medikamente behandelt wird, in der Praxis mit einem komfortablen Blutzuckermessgerät (z. B. mit umfangreicher Datenauswertung wie das *Accu-Chek Sensor Complete*) auftauchen. Beispielsweise hatten sie es von Angehörigen zu einem der jährlichen Feste geschenkt bekommen. Beim häuslichen Probieren der Möglichkeiten der neuen Errungenschaft

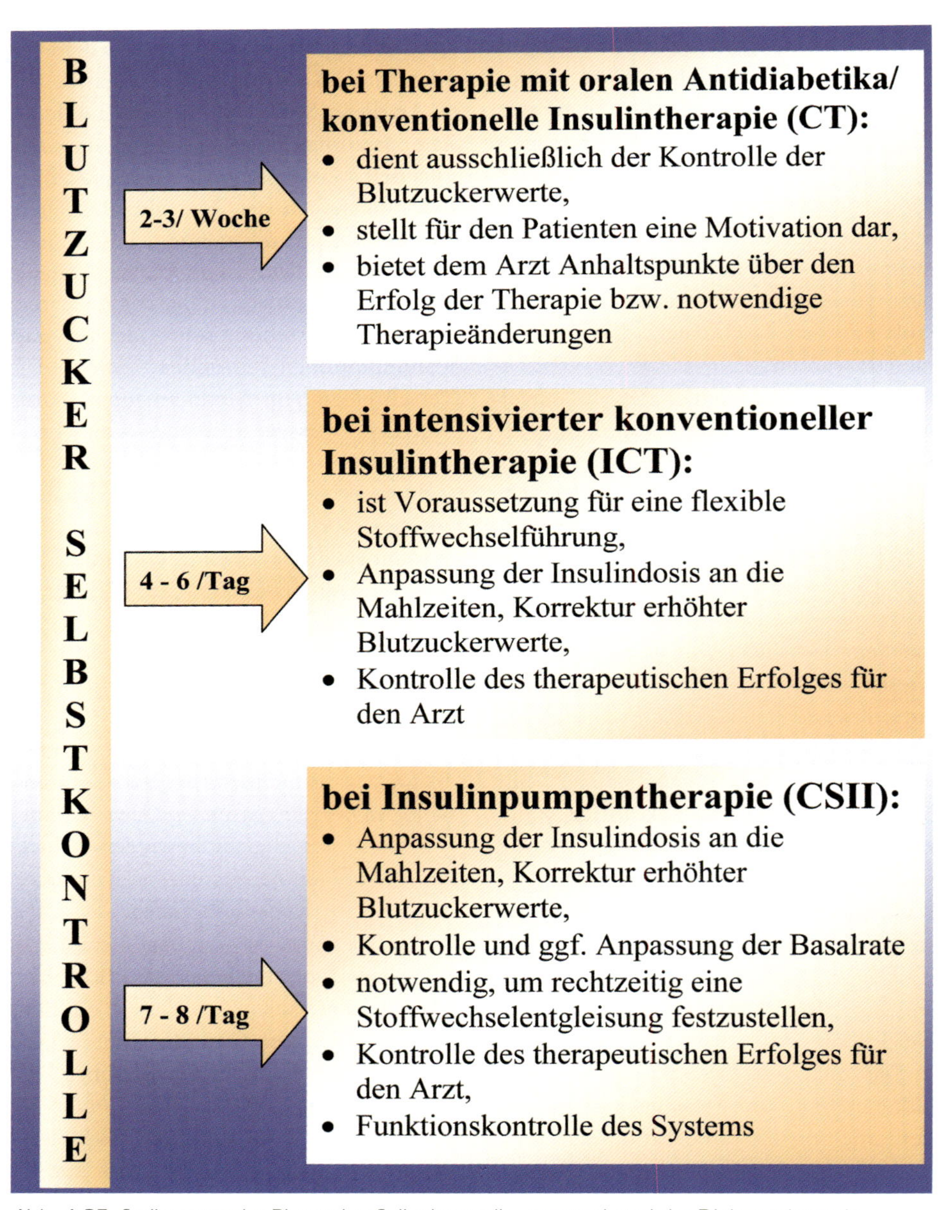

Abb. 4.27: Stellenwert der Blutzucker-Selbstkontrolle entsprechend der Diabetestherapie

war man sehr enttäuscht, da zum Beispiel die Blutzuckerwerte gleichmäßig hoch waren oder sich gar bei versuchten Kontrollmessungen als völlig ungenau erwiesen.

Ein Problem entsteht in einer solchen Situation verständlicherweise dann, wenn diese Betroffenen die ersten Teststreifen verbraucht haben und sie anschließend von ihrem Arzt verordnet haben wollen, dieser dazu aber eine andere Meinung hat.

Es ist nun nicht mehr so, dass die Ärzte der Blutzuckerselbstkontrolle skeptisch gegenüberstehen, so wie das vor Jahren noch der Fall war. Die Frage nach deren sinnvollem Einsatz und dem Nutzen wird sich jedoch jeder stellen. Dazu gehört auch, dass der **Arzt einschätzt, ob und unter welchen Bedingungen die Blutzuckerselbstkontrolle durchgeführt wird** und dass **vor dem Einsatz dieser Methode eine spezifische Schulung stattfindet.** Diese Schulung befasst sich mit

- der Untersuchungsmethode
- der Bewertung der ermittelten Daten
- der regelmäßigen Dokumentation
- den aus den Ergebnissen resultierenden Konsequenzen.

Nur wenn der Betroffene die Blutzuckerselbstkontrolle gut beherrscht und diese entsprechend seiner Therapie umsetzt, ist sie einerseits für ihn nutzbringend und andererseits gegenüber dem behandelnden Arzt konfliktfrei.

4.4.2 Blutproben und Blutentnahmestellen für die Blutzuckerselbstkontrolle

Als fast ausschließliche Stelle für die Blutentnahme galt bis Beginn des Jahres 2001 die Fingerbeere. Dabei sollte nicht deren Mitte, sondern eher der seitliche Rand verwendet werden, weil dort weit weniger Nervenzellen zu finden sind und damit die Gefahr der schmerzhaften Blutentnahme geringer ist (eingezeichnete Flächen im Bild 4.28). Wird die Unterseite des Fingers zur Blutentnahme verwandt, so ist es auch weitaus leichter, den Blutstropfen auf dem Teststreifen zu platzieren, falls nicht selbstständig das Blut aufsaugende Streifen verwendet werden.

Als weitere Stelle kommt das Ohrläppchen in Frage. Allerdings macht diese Art der Blutgewinnung bei eigenen Messungen Schwierigkeiten, weil die Durchführung der einzelnen Handgriffe zunächst einmal intensiv vor dem Spiegel geübt werden muss. Bei der Fremdblutgewinnung, z. B. bei Kindern, ist das jedoch eine geeignete Methode. Einerseits spielen Kinder gern im Schmutz, so dass das Infektionsrisiko durch ständige Stichverletzungen am Finger größer erscheint, andererseits kann die Messung auch schnell von den Eltern durchgeführt werden. Weiterhin muss das Ohrläppchen nicht jedes Mal gestochen werden. Oft reicht es aus, wenn das nur einmal morgens zur ersten Blutgewinnung erfolgt. Weitere Probenentnahmen über den Tag sind ohne neues Stechen möglich, nachdem das Ohrläppchen gerieben und die meist winzige Schorfkruste der letzten Untersuchung entfernt wurde.

Seit Messsysteme auf den Markt sind, die extrem geringe Blutmengen benötigen (*One Touch® Ultra, FreeStyle*) beziehungsweise das Blut bei der Messung aus der Haut saugen (*Soft Sense™*), gibt es nun die reale Möglichkeit, neben der Fingerbeere den Blutzucker an verschiedenen anderen Körperstellen zu messen, wie z. B. am Unterarm, Oberschenkel, Handballen usw. Diese neue Möglichkeit wurde von den Betroffenen sehr begrüßt, können damit doch die empfindlichen und über Jahre durch die Blutentnahme strapazierten Fingerkuppen geschützt werden. Damit stellen die neuen Systeme einen für die einfache und möglichst schmerzfreie Messung des Blutzuckers wichtigen Fortschritt dar.

Allerdings ist damit keine generelle Empfehlung zur Messung am Unterarm oder Oberschenkel abzuleiten. Es stellte sich nämlich ziemlich schnell heraus, dass es unter bestimmten Bedingungen zu deutlichen Abweichungen der Messwerte z. B. am Arm gegenüber der Fingerkuppe kommt. KOSCHINSKY untersuchte dieses Phänomen als erster, indem er bei einer Anzahl von Betroffenen zunächst einen starken Anstieg des Blutzuckers durch Einnahme von 75 g Traubenzucker verursachte und anschließend das Insulin intravenös spritzte, wodurch der Blutzucker sehr schnell wieder sank. Dazu wurden die Blutzuckerwerte gleichzeitig am Arm und an der Fingerkuppe gemessen.

Überraschenderweise ergaben sich recht deutliche Abweichungen in beiden Körperregionen. In der Phase des Anstiegs sind die Messwerte am Arm wesentlich geringer und in der Phase des Anstiegs höher als am Finger. Erklärt

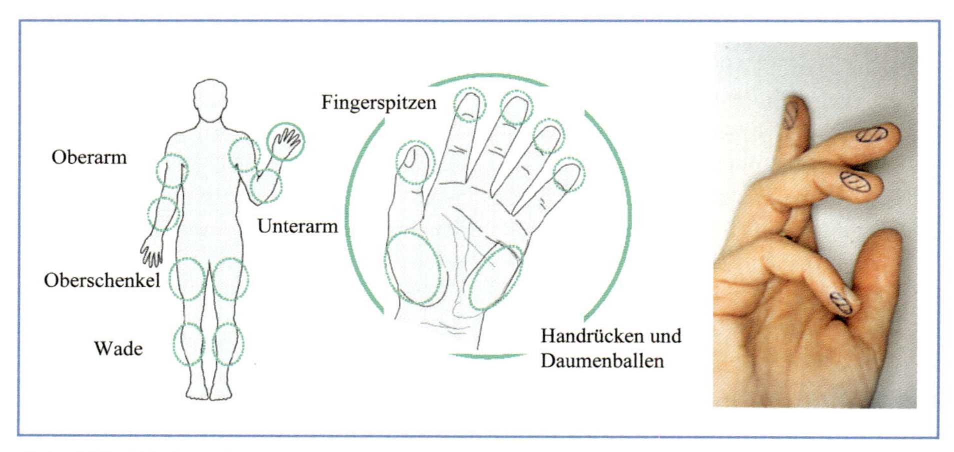

Abb. 4.28: Mögliche Stellen für die Blutentnahme bei der Messung mit den Geräten One Touch® Ultra, Soft Sense™ und FreeStyle (linkes Bild nach Disetronic)

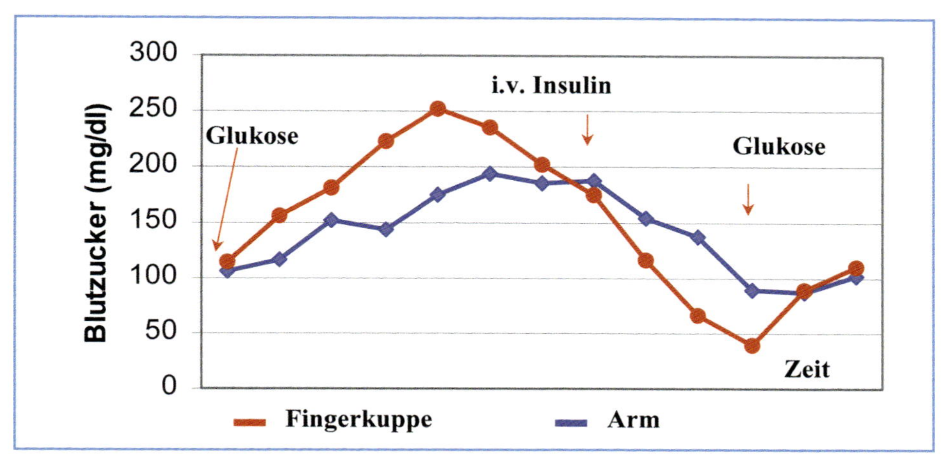

Abb. 4.29: Versuch von KOSCHINSKY zur Messung des Blutzuckers an verschiedenen Körperstellen nach der Provokation von starken Blutzuckerschwankungen

wird dieses Phänomen mit der deutlich schlechteren Durchblutung anderer Körperstellen gegenüber der Fingerkuppe. Da die Unterschiede durch Reibung des Arms geringer wurden, spielt das sicher eine Rolle. Wichtig scheint auch zu sein, dass bei den geringen Einstichtiefen ein Anteil an Gewebewasser gewonnen wird, der am Arm wesentlich höher ist als aus der gut durchbluteten Fingerkuppe. Eine Änderung des Blutzuckers führt aber im Gewebewasser immer erst nach ca. 10-15 min zur Änderung der Zuckerkonzentration.

Was lässt sich aus diesen Ergebnissen für die Betroffenen ableiten? Auf keinen Fall heißt das, dass alle Körperstellen außer Fingerbeere und Ohrläppchen tabu sind. **In Phasen rascher Blutzuckeränderungen,** so **nach dem Essen, beim Sport** oder **im Verdachtsfall einer Unterzuckerung,** muss das **Blut** allerdings **aus der Fingerkuppe** gewonnen werden. Ansonsten ergeben sich unsinnige Werte, die zu falschen Schlussfolgerungen führen. In den Fällen, wo ein **stabiler Blutzucker** erwartet werden kann, so nach dem Aufstehen und vor dem Essen (falls nicht die gerade aufgeführten Fälle zutreffen), ist die Messung **an alternativen Stellen** möglich. Im Grunde genommen wird für die Routinemessungen im Alltag meist letzteres zutreffen, so dass bei aller Vorsicht die Blutentnahme aus alternativen Körperstellen eine neue Möglichkeit darstellt, vorausgesetzt, geeignete Messsysteme werden dazu benutzt.

Für die Blutgewinnung wurden Lanzetten und Stechhilfen entwickelt, weil dieser Vorgang wegen der selbstständigen Verletzung der Haut von vielen Betroffenen als besonders unangenehm empfunden wird. Die dünnen und scharf angeschliffenen Lanzetten sorgen dabei für einen nahezu schmerzfreien Einstich. Moderne Stechhilfen, in welche die Lanzetten eingelegt werden, platzieren die Lanzette definiert auf der Haut. Die Einstichtiefe lässt sich individuell einstellen, je nachdem, ob der Betroffene eine dünne oder eine dickere Haut besitzt. In der Stechhilfe befindet sich ein Federmechanismus, der per Knopfdruck ausgelöst wird. Dieses automatische Stechen und die Tatsache, dass die Lanzette in der Stechhilfe verdeckt liegt, haben den inneren Widerstand der Betroffenen gegen die Selbstverletzung deutlich geringer werden lassen. Das erleichtert die Anwendung auch bei Kindern.

Stechhilfen und dazugehörige Lanzetten haben alle Anbieter von Blutzuckermessgeräten auf dem Markt. Auch hier gilt als Entscheidungskriterium für deren Verwendung der Geschmack des Betroffenen. Die Funktionalität ist bei allen modernen Stechhilfen gegeben. Auch entsprechend dünne Lanzetten sind verfügbar. Der derzeitige Standard liegt bei einem Durchmesser von 30 G (das sind 0,32 mm). Die meisten Lanzetten, wie *Soft Fine*, lassen sich universell in verschiedenen Stechhilfen einsetzen. Ausnahmen stellen die Stechhilfen der Firma Roche (*Accu-Chek Softclix, Softclix II* und *Softclix pro*) sowie die für das *One*

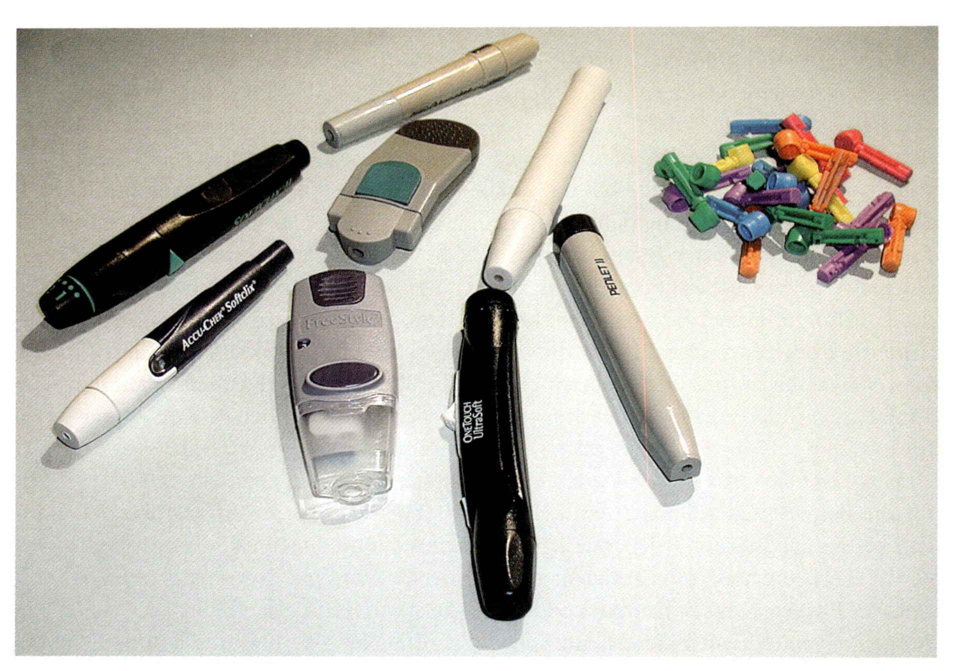

Abb. 4.30: Gängige Stechhilfen und Lanzetten für die bequeme und möglichst schmerzarme Gewinnung von Blut für die Blutzuckerselbstkontrolle

Touch Ultra und von *FreeStyle* dar, weil dort die Lanzetten nur in das dafür vorgesehene Gerät passen.

Es soll nicht verschwiegen werden, dass es mit dem „*Lasette*“ eine Lanzette gibt, die auf Laserbasis arbeitet. Dabei wird ein kleines Loch in die Haut gebrannt, was aber nicht unbedingt schmerzlos ist. Gedacht ist das Gerät für den Einsatz in Praxen und Kliniken. Für den Betroffenen ist es viel zu groß und zu schwer. Er will es ja einstecken können. Weiterhin ist es nicht verordnungsfähig und kostet ca. 1500 € zuzüglich Verbrauchsmaterialien von ca. 0,35 € pro Blutentnahme.

4.4.3 Vorgehen bei der Blutzuckerselbstkontrolle

Im Folgenden werden die einzelnen Schritte des Verfahrens der Blutgewinnung und der Vorbereitung der Messung dargestellt. Weiterhin werden wichtige Hinweise zu den benutzten Hilfsmitteln gegeben. Dabei sei darauf hingewiesen, dass nur die vollständige Beachtung der hier dargestellten Schritte und der speziellen Angaben des Herstellers vernünftige Messergebnisse erwarten lassen.

1. Reinigung der Blutentnahmestelle Vorbereitung

Auch wenn mit Blutzuckermesssystemen wie *FreeStyle, Soft Sense™* und *One Touch® Ultra* an verschiedenen Körperstellen gemessen werden kann, gewinnen viele Betroffene das Blut nach wie vor aus der Fingerkuppe. Es ist ja auch zu beachten, dass Finger nach diesem Vorgang in der Regel unbedeckt bleiben, weshalb ein kurzes Nachbluten nicht problematisch ist. Wird allerdings am Unterarm gestochen und danach wieder Kleidung, vielleicht noch in Form einer weißen Bluse darüber gezogen, sind kleine Blutflecke zu erwarten.

Die Vorgehensweise bei der Blutentnahme hängt natürlich von der Blutentnahmestelle ab.

➔ Erfolgt die Blutentnahme aus den Fingern, so sollte die Reinigung aus hygienischen Gründen möglichst mit warmem Wasser und Seife erfolgen. Bei einer unsauberen Blutgewinnung kann sich schlimmstenfalls eine Infektion der Finger entwickeln, dabei sollten doch die Finger bei der Blutentnahme möglichst geschont werden. Außerdem könnten Verunreinigungen an den Fingern, besonders nach dem Verzehr von Früchten oder traubenzuckerhaltigen Süßigkeiten, zu Fehlmessungen führen.

Die Empfehlung, die Hände mit warmem Wasser zu reinigen, basiert zudem darauf, dass durch die Erwärmung der Hände die Blutzirkulation verbessert wird. Das wiederum hat zur Folge, dass ein ausreichend großer Blutstropfen entsteht. Ist nämlich der Blutstropfen zu klein, kann es bei älteren, nicht das Blut aufsaugenden und die zu geringe Blutmenge melden-

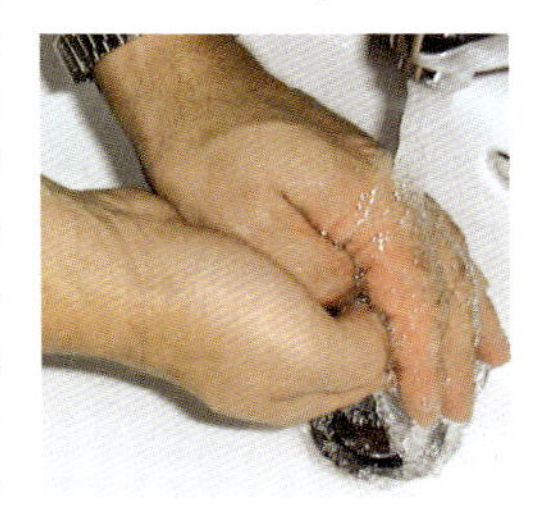

den Systemen durchaus zu Fehlmessungen kommen.

Auch das zu starke „Ausquetschen“ des Fingers kann die Messung beeinträchtigen, da das Gewebewasser der Finger möglicherweise eine geringere Zuckerkonzentration aufweist als das bei einem ausreichend tiefen Stich gewonnene Kapillarblut.

In Kliniken oder in Arztpraxen ist es aus rechtlichen, nicht aus sachlichen Gründen erforderlich, die Einstichstelle vor der Blutentnahme zu desinfizieren. Im Alltag ist diese Vorsichtsmaßnahme nicht erforderlich, wenn zuvor eine normale Reinigung erfolgte, d. h. unter normalen häuslichen Bedingungen ist der Gebrauch von Desinfektionsmitteln oder Alkohol eher unsinnig. Als Folge dieser Tatsache – ebenso für die Insulininjektion – gilt, dass die Verordnung von Alkoholtupfern nicht mehr zulässig ist.

Wird Blut aus alternativen Körperstellen entnommen, so ist sicher weniger das Problem der Verschmutzung gegeben. Es ist aber besonders darauf zu achten, dass sich der Blutzucker zu diesem Zeitpunkt nicht gerade im Fallen oder Steigen befindet.

➔ Anschließend ist ein Teststreifen aus der eingeschweißten Verpackung (z. B. Teststreifen der Firma MediSense) oder aus der Dose (z. B. Teststreifen der Firma Roche) zu entnehmen. Im letzten Fall muss die Dose sofort wieder verschlossen werden, da die Teststreifen feuchtigkeitsempfindlich sind. Der Streifen ist anschließend in das Messgerät einzuführen.

2. Die Blutgewinnung

Erfolgt die Blutentnahme aus der Fingerkuppe, so sollte der Einstich zur Schonung der Finger seitlich vorgenommen werden. Insbesondere wenn Schwierig-

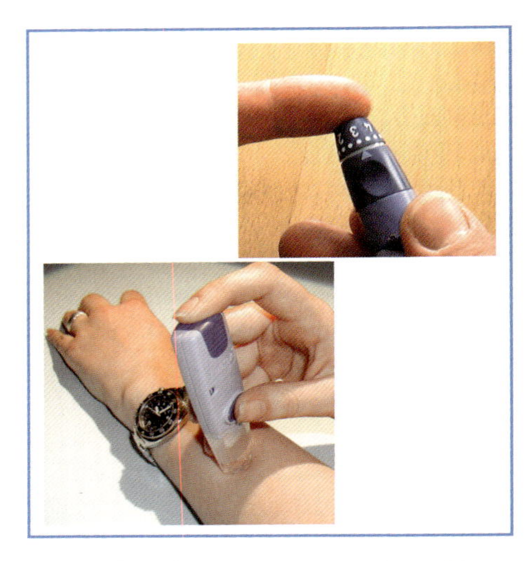

keiten bei der Gewinnung eines Blutstropfen bestehen, sollte die Einstichstelle vor dem Einstich gerieben werden, damit sie gut durchblutet wird. Bei der Blutgewinnung aus anderen Körperstellen sollte grundsätzlich gerieben werden.

Ein Hinweis sei noch zur Mehrfachverwendung der Lanzette gegeben. Diese kommt beim Einstich in direkten Kontakt mit dem Blut, weshalb sie in der Verpackung sterilisiert vorliegt. Abgesehen davon, dass sie nach mehrfacher Benutzung abstumpft, könnten sich auf eventuell auf der Oberfläche verbliebenen mikroskopisch kleinen Blutresten Bakterien anlagern und beim weiteren Gebrauch lokale Infektionen verursachen. Die Hersteller übernehmen deshalb nur

Garantie für die Einmalbenutzung. Mehrfachbenutzungen sind sicher möglich, was der Betroffene aber selbst entscheiden muss. Über mehrere Tage sollte eine Lanzette aber keinesfalls benutzt werden.

3. Benetzen des Teststreifens

Nachdem sich der erste Blutstropfen gezeigt hat, hat es sich bewährt, diesen abzuwischen, um den zweiten Blutstropfen auf dem Teststreifen aufzubringen. Das Aufbringen selbst stellt heute kein großes Problem mehr dar, weil die meisten Streifen das Blut selbstständig aufsaugen.

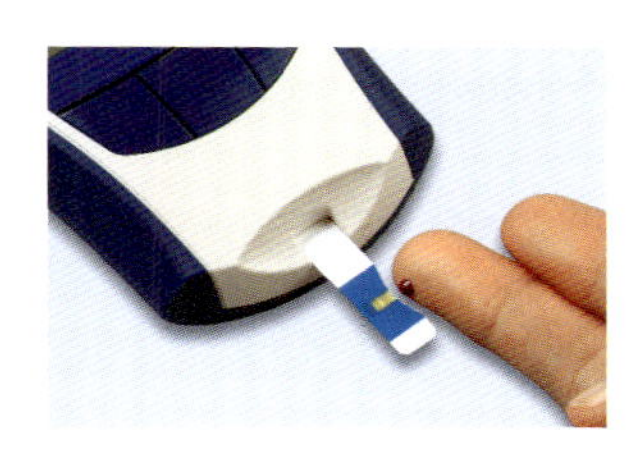

Bei älteren Systemen, bei denen der Blutstropfen auf das Testfeld aufgebracht werden muss, setzt die genaue Platzierung durchaus einige Übung voraus.

Moderne Geräte zeigen an, wenn für die Messung genügend Blut vorhanden ist. In diesem Fall ist oft für eine kurze Zeit eine Nachdosierung möglich (z. B. *Accu-Chek Teststreifen, MediSense Precision Xtra Plus Teststreifen, FreeStyle*). Einige starten die Messung automatisch, wenn die Blutmenge ausreicht. Beim *Soft Sense™* sind Blutentnahme und Messung sowieso integriert, wenn der automatische Modus gewählt wurde. Das heißt in diesem Fall entfällt der Blutauftrag völlig.

4. Messergebnis abwarten

Damit ist seitens des Betroffenen schon alles getan. Es kann nur noch auf das Ergebnis gewartet werden. Wenn dieses nach einigen Sekunden erscheint, so ist noch zu überprüfen, ob der Wert unsinnig erscheint. Sollte das der Fall sein, so ist die Messung zu wiederholen.

5. Messergebnis dokumentieren

Schließlich sind die Ergebnisse noch festzuhalten. Bei den meisten modernen Geräten werden die Messwerte gespeichert. Sie können dann mit Hilfe von Computerprogrammen dargestellt werden, die es für alle Systeme gibt. Wenn kein Computer zur Verfügung steht, können die Werte in vielen Fällen in der Arztpraxis ausgelesen werden. An dieser Darlegung ist aber gleich auch zu sehen, dass nur die Betroffenen umgehend über ihre Werte verfügen können, die entsprechend ausgerüstet sind. Auch besitzt der Hausarzt nicht unbedingt die entsprechenden Auswerteprogramme. Es ist also unabdingbar, die Werte in bewährter Weise in das Blutzuckerheft einzutragen. Dieses ist obendrein leicht „am Mann“ zu tragen und ohne jedes Hilfsmittel jederzeit lesbar, auch wenn es keine Spielereien mit Durchschnittswerten u. a. zulässt. Diese sind sowieso eher für den behandelnden Arzt interessant.

Prinzipiell hat sich die Messung des Blutzuckers unglaublich vereinfacht. Wer vielleicht noch die erste Ausgabe dieses Buches von 1997 besitzt, der sollte einmal genau diesen Abschnitt lesen. Er wird eine viel kompliziertere und damit auch mit mehr Fehlermöglichkeiten versehene Blutzuckermessung vorfinden. Die folgende Abbildungsreihe soll den komplizierten Ablauf noch einmal demonstrieren anhand des von einzelnen Patienten durchaus auch heute benutzten Teststreifens *Haemoglucotest 20-800*.

Benutzt werden musste bei dieser Vorgehensweise noch eine Stoppuhr, um die genaue Einwirkzeit des Blutes von 60 Sekunden einzuhalten. Das Aufbringen des Blutes auf das Testfeld erforderte Übung, es musste nach der Einwirkzeit wieder vom Streifen abgewischt werden. Erst nach weiteren 120 Sekunden konnte der visuelle Farbvergleich auf der Farbskala durchgeführt werden, weil erst zu diesem Zeitpunkt die Reaktion und damit die Verfärbung des Testfeldes abgeschlossen war. Der Farbvergleich erfolgte dann mit Hilfe einer Farbskala. Die Bestimmung des Blutzuckers war also eine visuelle Schätzung, die durchaus vernünftige Messwerte brachte. Allerdings sind bereits anhand dieser kurzen Beschreibung die Umstände und die vielen Fehlermöglichkeiten sichtbar, so dass man sich über die heutigen einfachen und sicheren Verfahren schon freuen sollte. Es hat ohne Zweifel einen deutlichen Fortschritt gegeben.

Auch wenn die Geräte praktisch wartungsfrei sind, sollen noch einige Hinweise gegeben werden, um zu jeder Zeit vertrauenswürdige Messwerte zu erhalten.

Bezüglich des Messgerätes ist darauf zu achten, dass

- die Anweisungen des Geräteherstellers befolgt werden,
- die richtige Maßeinheit (mg/dl oder mmol/l) eingestellt ist,

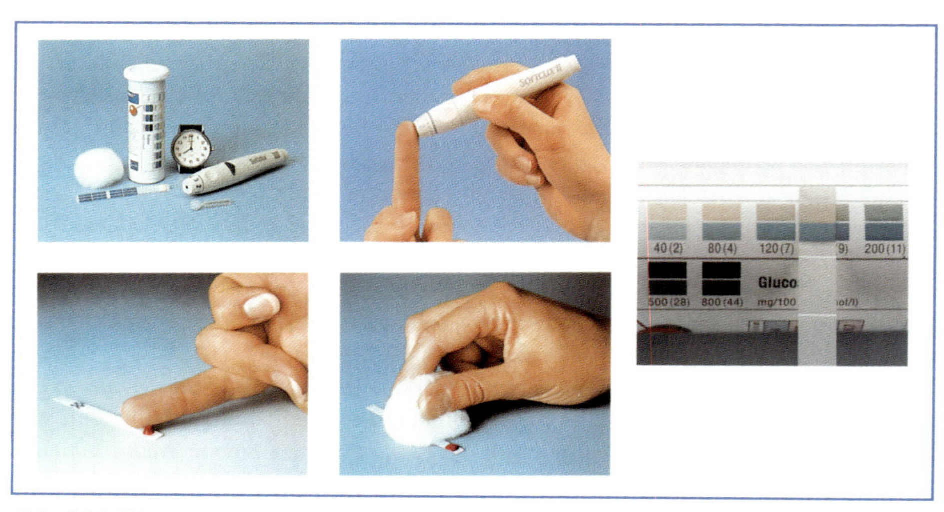

Abb. 4.31: Die unter historischem Aspekt zu betrachtende Abbildungsreihe zeigt den komplizierten Ablauf des immer noch brauchbaren Haemoglucotest 20-800

- eine regelmäßige Funktionskontrolle des Messgerätes mit Hilfe der Kontrolllösung vorgenommen wird,
- immer wieder einmal eine Vergleichsmessung mit der in der Praxis üblichen Methode durchgeführt wird.

Bezüglich des Teststreifens ist darauf zu achten, dass

- die Lagerung trocken und kühl (nicht im Kühlschrank) in ihrer Originalverpackung erfolgt,
- die Teststreifen nicht der direkten Sonneneinstrahlung ausgesetzt werden,
- das Verfallsdatum nicht überschritten wird,
- die Codierung des Gerätes mit der in Verwendung befindlichen Teststreifenpackung übereinstimmt (falls es keine automatische Codierung gibt).

Aus dieser kurzen Darstellung ergeben sich im Prinzip auch schon einige Aussagen zu den Fehlern, die bei der Blutzuckermessung gemacht werden können. In Abschnitt 4.4.6 wird darauf noch einmal genauer eingegangen.

4.4.4 Anwendung der Blutzuckerselbstkontrolle

Generell dient die Blutzuckerselbstkontrolle im Sinne ihres Wortes der eigenen Kontrolle des Blutzuckers und ist damit für alle Betroffenen ausgesprochen wichtig, wobei deren Stellenwert durch die angewendete Therapie bestimmt ist. Im Rahmen der intensivierten Insulintherapie ICT bzw. der Insulinpumpentherapie geht sie jedoch über ihren wörtlichen Inhalt hinaus, weil sie die Grundlage für die Insulindosisanpassung und damit für diese Form der Therapie darstellt.

Die im Jahr 1993 abgeschlossene DCCT-Studie hat gezeigt, was viele schon seit langem vermutet haben: **Die intensivierte Stoffwechselführung führt sowohl zu einer Verbesserung der Stoffwechselsituation wie auch zu einer Verminderung der Folgekrankheiten des Diabetes mellitus. Darüber hinaus gewinnt der Betroffene eine viel größere Flexibilität für alle Bereiche seines Lebens,** seien es die Anforderungen seines Alltags, die Gestaltung seiner Freizeit, inklusiv sportlicher Betätigung, oder die freizügigere Gestaltung des Essens.

Es ist daher unabdingbar, Typ-1-Diabetiker einer solchen intensivierten Insulinbehandlung zuzuführen. Eigentlich gibt es heute nur noch wenige Gründe, einen Typ-1-Diabetiker nicht mit einer ICT zu behandeln, nämlich dass er trotz ausgiebiger Schulung diese Form der Therapie ablehnt oder sie wirklich nicht versteht.

Eine derartige Therapie ist jedoch nur dann möglich, wenn regelmäßige Selbstkontrollen durchgeführt werden, so dass einerseits die Insulindosierung der geplanten Nahrungsaufnahme bzw. der geplanten körperlichen Aktivität angepasst werden kann, andererseits auch Stoffwechselkorrekturen vorgenommen werden können, wenn die Blutzuckerwerte sich nicht im normnahen Bereich bewegen.

Aber auch jüngere Typ-2-Diabetiker, die mit Insulin behandelt werden, profitieren von einer intensivierten Insulinbehandlung, so dass diese Behandlungsform heute Standard geworden ist. Schließlich gehören gerade jüngere Typ-2-Diabetiker zu der Gruppe, die besonders dem Risiko diabetesspezifischer Folgekrankheiten aber auch dem Herzinfarkt und dem Schlaganfall ausgesetzt sind.

Eigentlich müsste diese Behandlung **intensivierte Selbstkontrolle** heißen, denn diese ist die Basis für die Durchführung dieser Therapie. Vor jeder Mahlzeit muss in einem solchen Falle der Blutzucker bestimmt werden, damit die Dosisanpassung durchgeführt werden kann.

Anhand des dabei ermittelten Blutzuckerwertes und der Abschätzung, wie viel Kohlenhydrate sich in der nun folgenden Mahlzeit befinden, wird die Insulindosis festgelegt.

Weiterhin kann auf erhöhte Blutzuckerwerte reagiert werden, falls diese im Verlauf des Tages auftreten. Der gemessene Blutzuckerwert stellt dann die Basis für die zu spritzende Dosis an kurzwirksamem Insulin dar.

Zusätzlich sind gelegentliche nächtliche Kontrollen sinnvoll, damit auch die richtige Menge an Basalinsulin ermittelt werden kann.

Der Versuch, eine intensivierte Insulintherapie ohne die Blutzuckerselbstkontrolle durchzuführen, ist nicht sinnvoll. Insbesondere gilt das auch für die ausgefeilteste Form der ICT, die Insulinpumpenbehandlung, weil neben ihren zahlreichen Vorteilen durch die ausschließliche Anwendung von kurzwirksamem Insulin das Risiko für eine Stoffwechselentgleisung erhöht ist. Diese Problematik lässt sich durch die regelmäßige Blutzuckerselbstkontrolle praktisch sicher beherrschen.

Die früher gebräuchliche konventionelle Insulintherapie mit zweimaliger täglicher Insulininjektion hat für Typ-1-Diabetiker ihre Bedeutung verloren und zunehmend trifft das auch für Typ-2-Diabetiker zu. Zwar ist unter dieser Therapie keine mahlzeitenbezogene Dosisanpassung möglich wie unter der ICT. Aber auch diese Betroffenen haben einen Rechtsanspruch darauf, dass vor der Insulininjektion der aktuelle Blutzucker erfasst wird. Schließlich ist es möglich, dass ein sehr niedriger Blutzuckerwert vorliegt, so dass eine schwere Unterzuckerung auf die volle Insulindosis folgen könnte. Besonders wichtig erscheint dieses Wissen auch im Hinblick auf die Fremdversorgung alter Menschen mit Insulin in einem Altenheim oder durch Sozialstationen, d. h. immer noch wird dort die Insulininjektion ohne entsprechende Kontrolle vorgenommen. Die derzeitige Rechtslage bestraft sogar alte Menschen mit Diabetes, denn die derzeit gültige, aber zynische Vorstellung ist, dass nur während einer Ein- und Umstellung im Rahmen der Pflege Blutzuckerkontrollen durchgeführt werden dürfen. Der Vorwurf sei erlaubt, dass hier alte Menschen in beachtlicher Weise gefährdet werden, denn es kann durchaus geschehen, dass ein Herzinfarkt oder ein Schlaganfall durch eine Unterzuckerung ausgelöst werden. Hier bedarf es dringend einer

Blutzuckerselbstkontrolle	durchschnittliche Anzahl der Messungen
Typ-1-Diabetiker	
Pumpen	6 - 8 pro Tag
Schwangerschaft	6 - 8 pro Tag
ICT	4 - 5 pro Tag
CT	2 pro Tag
Typ-2-Diabetiker (mittleres Alter)	
Pumpen	6 - 8 pro Tag
ICT	4 - 5 pro Tag
CT	1 - 2 pro Tag
Tabletten	1 Tagesprofil alle 14 Tage
Diät	1 Tagesprofil alle 14 Tage
Typ-2-Diabetiker (jung)	mindestens 2 pro Tag
Typ-2-Diabetiker (alt)	nur Harnzuckerkontrolle wenn möglich
Pankreatektomierte	6 - 10 pro Tag

Übersicht 4.2: Häufigkeit der Messungen

Klärung der Rechtslage, die alles andere als gerecht erscheint.

4.4.5 Dokumentation der Werte

4.4.5.1 Auswertung der Werte mit Hilfe von Computersoftware

Es wurde bereits mehrfach darauf hingewiesen, dass ein gemessener Blutzuckerwert auch dokumentiert werden muss.

Die Entwicklung auf dem Gebiet der Informationsverarbeitung hat natürlich auch auf die Dokumentation und Auswertung der Blutzuckermesswerte Einfluss genommen. Fast alle modernen Blutzuckermessgeräte speichern deshalb die gemessenen Werte. Dadurch drängt sich angesichts der Computertechnik der Wunsch nach elektronischer Dokumentation geradezu auf, wenn jeden Tag der Blutzucker gemessen wird.

Dieses Bedürfnis und die Tatsache, dass viele Betroffene im Heim oder im Arbeitsbereich einen Computer zur Verfügung haben, hat zur Entwicklung geeigneter Auswertesoftware für die gemessenen Blutzuckerwerte geführt. Dementsprechend verfügen auch fast alle modernen Blutzuckermessgeräte über eine Schnittstelle, wodurch der Anschluss an den Computer möglich ist. Einige von ihnen, wie z. B. *Accu-Chek Sensor Complete*, wurden zusätzlich so aufgerüstet, dass neben den Blutzuckermesswerten alle für die Blutzuckereinstellung wichtigen Ereignisse (verwendetes Insulin, gegessene Kohlenhydrateinheiten, HbA_{1c}-Werte, besondere Ereignisse und vieles mehr) eingetragen werden können. Dadurch ist eine Unterstützung für die Dokumentation der Diabetestherapie gegeben.

Mittlerweile gibt es eine ganze Reihe von Computerprogrammen für die Auswertung der gemessenen Blutzuckerwerte. Am weitesten verbreitet ist dabei sicher das System *Camit*® bzw. *Camit pro*® der Firma Roche. Dieses stellt eine Lösung für die Blutzuckermessgeräte von Roche dar.

Auch andere Firmen haben spezielle Software für die Auswertung der Daten von ihren Geräten angeboten. Es hat sich allerdings gezeigt, dass damit die Grenzen der Anwendbarkeit in der ärztlichen Praxis gesprengt werden. Wenn die Daten beim Arzt ausgewertet werden sollen, bedeutet das, dass dieser die Programme aller Firmen auf seinem Computer haben müsste. Deshalb existieren auch Softwarelösungen wie das *Diabass*, mit welchen die Daten von Geräten verschiedener Firmen ausgewertet werden können.

Mit dem Einfluss der Informationstechnologie kommen natürlich weitere Lösungen aus diesem Bereich hinzu. Roche und MediSense bieten Möglichkeiten für die Übertragung der Daten per Telefon an die Arztpraxis. Auch gibt es im Internet zahlreiche Webseiten, an welche Blutzuckermessdaten verschickt und dort ausgewertet werden können. Für Arzt und Patient besteht so die Möglichkeit, auf dem eigenen Computer über ein Passwort via Internet auf die ausgewerte-

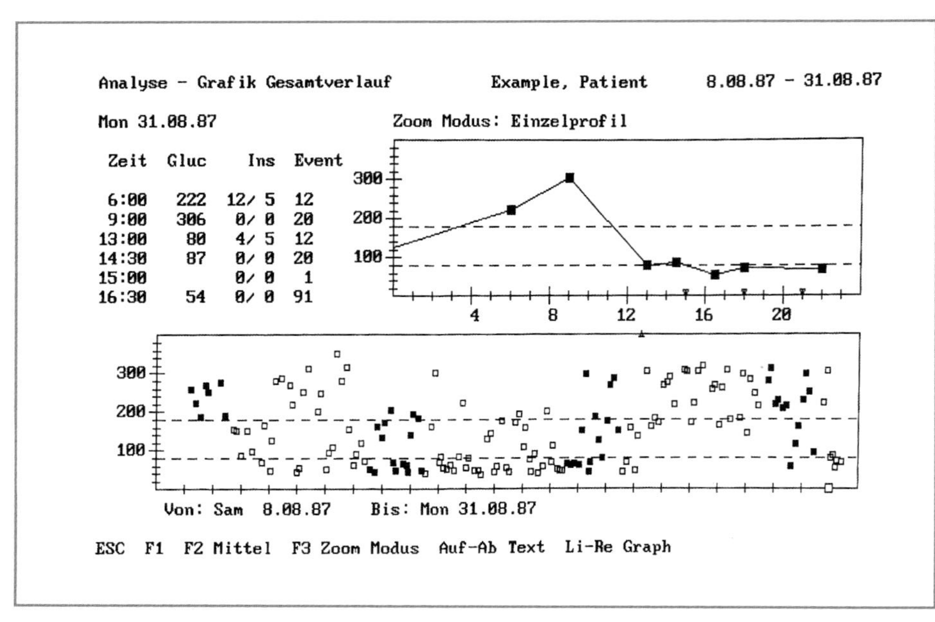

Abb. 4.32: Dokumentation von Blutzuckermesswerten mit dem System Camit®

ten Blutzuckermesswerte zugreifen zu können. Alle diese Möglichkeiten, die unter dem Begriff „Telemedizin“ zusammengefasst werden, stellen eine weitere Entwicklung dar.

Grundsätzlich gilt, dass derartige Systeme nicht von den Krankenkassen übernommen werden, denn ein unmittelbarer Nutzen aus deren breiter Anwendung ist nicht zu erkennen. Natürlich macht es manchem Computerfreak Spaß, mittels eines solchen Systems die Stoffwechselsituation zu erfassen. Die medizinische Begründung für ein derartiges Computersystem wird jedoch nur in seltenen Fällen gelingen. Man darf auch nicht erwarten, dass die Computersysteme alle Arbeit und Dokumentation selbtständig übernehmen, sondern es bedarf hier der genauen Steuerung durch den Betroffenen.

Eine Anmerkung aus der Praxis sei erlaubt: Viele, die mittels Computersystemen behandelt worden sind, hatten deutlich erhöhte HbA_{1c}-Werte, die sich auch während der Therapiephase mittels des Computers nicht besserten. Diese Aussage basiert nicht nur auf eigenen Beobachtungen, sondern auch auf den Ergebnissen verschiedener wissenschaftlicher Veröffentlichungen.

Wenn ein Computerfreund seine Stoffwechselsituation elektronisch dokumentiert und Trends in der Stoffwechselführung analysiert, so scheint es wichtig darauf hinzuweisen, dass damit keine therapeutische Lösung für den Diabetes existiert. Der Computer ist allenfalls ein Werkzeug, mit dessen Hilfe sich gelegentlich eine Verbesserungen der Stoffwechselsituation erzielen lässt. Eine Garantie für den Nutzen kann jedoch nicht gegeben werden.

Bei Kindern und Jugendlichen können in einzelnen Fällen die Motivation und die Akzeptanz des Diabetes durch ein derartiges System verbessert werden, weil diese Spaß an der Technik besitzen und hier das Gefühl erhalten, die Steuerung der Stoffwechsellage „selbst“ zu gestalten.

4.4.5.2 Memories

Anders als die Computersysteme sind die Memory-Funktionen inzwischen fast aller neuer Geräte zu beurteilen. Die Speichermöglichkeiten von 10-1000 Werten erscheint in vieler Hinsicht sinnvoll, wobei auch der Zeitpunkt der jeweiligen Messung dokumentiert sein sollte.

Während des Tages muss nicht jeder Wert einzeln im Heft eingetragen werden, sondern alle Blutzuckerwerte eines Tages lassen sich mittels dieser Technik abrufen und können auf einmal in das Protokollheft nachgetragen werden.

Kinder und Jugendliche, die ihren Diabetes in keiner Weise akzeptiert haben und dazu neigen, erfundene Werte in das Tagebuch einzutragen, die in keiner Weise zum HbA_{1c} passen, können anhand der Speicherwerte besser überprüft werden – diese Möglichkeit der Überprüfung gilt sowohl für die Eltern als auch für den Arzt.

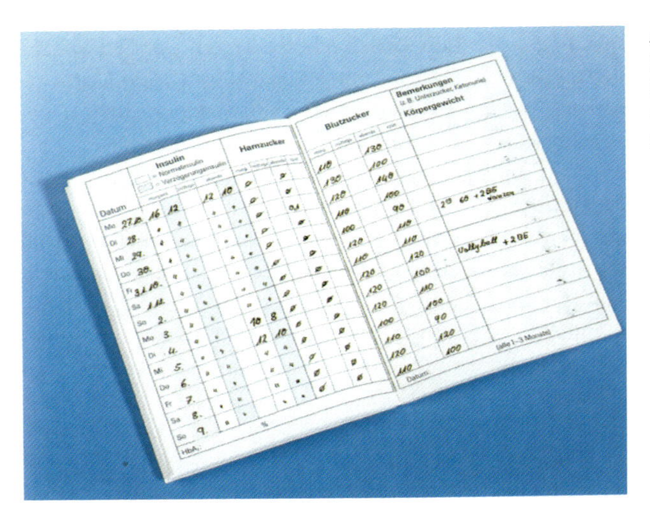

Abb. 4.31: Leider kommt es immer wieder vor, dass Tagebücher dann gefälscht werden, wenn die Erkrankung nicht akzeptiert wird

Auch nächtliche Messungen sind durch die Memoryfunktion der Geräte weitaus besser durchzuführen. Die nächtlichen Blutzuckermessungen sind immer wieder erforderlich, um die basale Insulinversorgung zu überprüfen. Hierzu muss sich der Betroffene gegen 2.00 Uhr morgens den Wecker stellen, wird im Halbschlaf seine Messung durchführen und wird nur dann wirklich munter werden, wenn der Wert zu niedrig oder viel zu hoch ist. Ob in diesem Falle noch eine nächtliche Protokollführung durchgeführt würde, ist wohl fraglich. Genauso ist nicht sicher, ob der nächtliche Wert am Morgen noch bekannt ist. Hier hilft doch sehr, dass wenigstens die Messgeräte den Blutzuckerwert nicht „vergessen". Außerdem ist die nächtliche Protokollführung wohl niemandem zuzumuten. Eine solche Forderung müsste sogar als inhuman angesehen werden, was entsprechend § 70 SGB V auch nicht gestattet ist.

4.5 Hinweise zur Lagerung der Teststreifen

Oberstes Gebot für die richtige Aufbewahrung aller Teststreifen ist die trockene Lagerung, da Feuchtigkeit die Reagenzien zerstört und die Streifen dadurch unbrauchbar werden lässt. Das betrifft übrigens nicht nur die Teststreifen für die Blutzuckerselbstkontrolle, sondern auch die Streifen für die Harnzucker- und Azetonkontrolle.

Die Hersteller haben die Streifen deshalb entsprechend verpackt, z. B. eingeschweißt wie bei MediSense oder in Dosen, in deren Deckel sich eine feuchtigkeitsaufnehmende Substanz befindet.

Die eingeschweißten Streifen sind in ihrer Verpackung praktisch völlig unabhängig von Feuchtigkeit. Selbst eine Lagerung im Badezimmer ist möglich. Der Streifen ist aber nach der Herausnahme aus der Verschweißung umgehend zu verbrauchen.

Bei den in einer Dose verpackten Streifen ist darauf zu achten, dass die Dose nur zur Entnahme des Teststreifens kurz geöffnet und umgehend wieder verschlossen wird.

Die Teststreifen sollten nicht zu warm, aber auch nicht zu kalt gelagert werden. Die in unseren Breiten übliche Zimmertemperatur erscheint zur Lagerung gut geeignet. Die Teststreifenhersteller geben abhängig vom Teststreifen optimale Lagertemperaturen von 4-30°C (MediSense), 2-32°C (Roche Biosensoren) bzw. 15-30°C (Bayer und Lifescan) an, womit bei allen die Zimmertemperatur enthalten ist. Auf gar keinen Fall sollte die Lagerung parallel zur Lagerhaltung des Insulins im Kühlschrank erfolgen.

Probleme bei der Lagerung können im Urlaub oder auf Reisen entstehen. Im Sommer werden Temperaturen von 30°C durchaus überschritten. Ein ganz spezieller Fall ist dabei die Lagerung im Auto, in welchem die Temperatur ohne Schwierigkeiten 60°C und mehr betragen kann, wenn es in der Sonne abgestellt wurde.

Bei der Reise in tropische Länder kann die Lagerhaltung sehr problematisch sein. Dass die Messung unmittelbar nach der Entnahme aus der Verpackung erfolgt, ist hier angesichts der oft hohen Luftfeuchtigkeit ganz wichtig. Hier spielt als zusätzliches Problem eine Rolle, dass auf dem im Vergleich zur Außentemperatur notwendigerweise kühleren Teststreifen (weil man diesen kühler lagern muss) die Luftfeuchte kondensiert und den Streifen damit unbrauchbar machen kann. Der Streifen sollte deshalb bei 20 bis 30°C gelagert sein, damit dieser Effekt nach der Entnahme nicht so schnell und so deutlich auftritt.

Auch im Winterurlaub können Probleme auftreten. Befinden sich die Teststreifen im Auto, so können, besonders in den Bergen, die Temperaturen so weit absinken, dass eine zuverlässige Messung nicht mehr möglich ist.

Aber nicht nur im Auto kann es Überraschungen geben. Skifahrer haben diese bei ihren Messungen schon in doppelter Hinsicht erlebt. Einerseits liegen die Temperaturen im Gebirge oft unter dem Gefrierpunkt, so dass die Aufbewahrung im Rucksack nicht sachgemäß ist. Es ist deshalb zu empfehlen, die Teststreifen in Körpernähe aufzubewahren und die Messung an einer möglichst sonnigen, windgeschützten Stelle vorzunehmen. Andererseits kann gerade bei Hochgebirgswanderungen die Messung das Messergebnis durch den geringeren Sauerstoffgehalt verfälschen (das betrifft nur Streifen, auf denen die Reaktion über das Enzym Glukosidase erfolgt). Hier ist besonders auch auf die eigenen Körpersignale zu achten. Spürt der Betroffene Erscheinungen einer Unterzuckerung, so sollte Traubenzucker eingenommen werden, unabhängig davon, was das Messergebnis aussagt.

An dieser Stelle sei ein Hinweis zu sogenannten Reimporten von Teststreifen gegeben, also zu sortengleichen Streifen, die von Händlern über Länder wie Spanien oder Portugal eingekauft werden, weil sie dort preiswerter sind. In Deutschland ist das Qualitätsmanagement so entwickelt, dass man praktisch sicher sein kann, dass die Teststreifen innerhalb der Kette Hersteller – Großhandel – Händler/Apotheke richtig gelagert wurden. Ob die gleiche Sicherheit bei Importware gegeben ist, kann nicht klar abgeschätzt werden.

4.6 Möglichkeiten für fehlerhafte Blutzuckermessungen

Es gibt durchaus Menschen, die sich auf digitale Werte verlassen würden, auch wenn diese nicht der Wirklichkeit entsprechen. Diese Tatsache beruht nicht nur auf einer „Technikgläubigkeit", sondern viel mehr darauf, dass man mit einem Messwert – egal welcher Art und wie richtig oder falsch er ist – eine konkrete Zahl geliefert bekommt. Da wir Zahlen immer mit Mathematik in Verbindung bringen und Mathematik für uns etwas Exaktes ist, vertrauen wir einer Zahl, selbst wenn wir Fehler bei der Messung gemacht haben. Wie falsch das sein kann, erfuhr eine Gruppe von Betroffenen, die auf einem Diabetikertag Selbstversuche durchführte. Man ging von Stand zu Stand unterschiedlicher Gerätehersteller und versuchte selbst den Blutzucker zu messen. Der größte Unterschied, den es zu beobachten gab, lag bei 150 mg/dl (8,3 mmol/l). Allein dieses Experiment macht deutlich, dass es nicht nur auf eine allgemeine Schulung hinsichtlich der Blutzuckerselbstkontrolle ankommt, sondern dass jeder Einzelne sein Gerät in allen Einzelheiten beherrscht.

Glücklicherweise haben die Hersteller der Blutzuckermesssysteme bei der Weiterentwicklung der Methode viel Wert darauf gelegt, dass grobe, durch den Betroffenen verursachte Messfehler kaum möglich sind.

Trotzdem können auch bei modernen Systemen noch grobe Fehler durch falsche Handhabung der Messung auftreten, von denen die wichtigsten genannt seien.

1. Zuckerreste an den Blutentnahmestellen, egal ob von Süßigkeiten oder Früchten, führen zu hohen, falschen Werten.
2. Der Teststreifen wurde verkehrt eingeführt.
3. Die für die Messung notwendige Blutmenge war zu gering (die meisten modernen Systeme melden aber diesen Fehler und starten nicht die Messung).
4. Der Blutstropfen wurde nicht richtig auf das Testfeld aufgebracht und/oder dort verschmiert (spielt bei modernen Geräten kaum eine Rolle).
5. Auf dem Blutzuckermessgerät wurde die falsche Maßeinheit eingestellt. Das kann zu völlig falschen Schlussfolgerungen führen, angesichts dessen, dass der Wert in mg/dl 18-fach dem Wert in mmol/l entspricht.
6. Das Messfenster des reflektometrischen Messgerätes ist verschmutzt (trifft nur auf diese Methode zu).
7. Die Dose, in welcher sich die Teststreifen befinden, wurde nicht geschlossen, wodurch diese feucht wurden.

8. Die Teststreifen wurden falsch gelagert (zu hohe oder zu niedrige Temperatur, zu hohe Luftfeuchtigkeit).

Weiterhin können noch Fehler auftreten, die weniger mit der Handhabung, sondern eher mit den Bedingungen während der Messung zu tun haben:

9. Kälte kann zu Fehlmessungen führen (einige Geräte – so eine vor Jahren durchgeführte Untersuchung – zeigen sich von Höhe und Kälte allerdings unbeeindruckt):
   Wer also bei einer Hochgebirgstour oder beim Skilaufen seine Teststreifen im Rucksack bei sich trägt, der kann damit rechnen, dass die Werte dank der oft sehr niedrigen Temperatur falsch sind. Das Gleiche muss für einen Arzt gelten, der seinen Notfallkoffer im unterkühlten Auto lässt, damit er schneller bei den Patienten sein kann. Schließlich steigt die Temperatur in einem unterkühlten Koffer sehr langsam – ja zu langsam an –, so dass selbst extrem hohe Blutzuckerwerte nicht erfasst werden können.
   Es ist also sinnvoll, die Teststreifen bei jeder Kälteexposition körpernah zu tragen, denn dies kann auch bei Touren im Winter normale Ergebnisse garantieren.
10. Große Höhe kann Probleme bringen: Abgesehen davon, dass bei Hochgebirgsaufenthalten die im vorherigen Punkt besprochene niedrige Temperatur zu Fehlmessungen führen kann, kommt es bei Teststreifen, die auf der Reaktion mit Glukoseoxidase beruhen, zu falschen Werten, weil diese Reaktion vom Sauerstoff abhängt. Bei Teststreifen, die auf der Reaktion mit Glukosedehydrogenase beruhen *(MediSense Precision Xtra Plus Teststreifen, FreeStyle, Soft Sense™)*, trifft das nicht zu.
11. Blutarmut kann zu falschen Werten führen:
    Aus diesem Grunde ist es erforderlich, bei Betroffenen – insbesondere bei Frauen – eine regelmäßige Blutbildkontrolle durchzuführen. Hier kommt es vor allem auf den Anteil der zellulären Bestandteile des Blutes (rote und weiße Blutkörperchen sowie die Blutplättchen) an. Dieser Wert heißt Haematokrit-Wert und wird in Prozent angegeben.

Bei modernen Teststreifen ist der Einfluss des Haematokrit-Wertes sehr gering (insbesondere beim *FreeStyle*).

Trotz dieser umfangreichen Fehlerliste kann davon ausgegangen werden, dass heute der Umgang mit der Messmethode sicher und einfach ist. Eine spezielle Schulung des Betroffenen vorausgesetzt, sollten eigentlich keine falschen Messergebnisse auftreten.

5. Harnzuckerkontrolle

Auch heute noch besitzt die Harnzucker(selbst)kontrolle eine Schlüsselrolle in der täglichen Praxis, obwohl auch andere diagnostische Möglichkeiten zur Verfügung stehen. Vornehmlich sind es jedoch die nicht mit Insulin behandelten Typ-2-Diabetiker, die nach heutiger Erkenntnis von dieser Untersuchungsmethode profitieren. Da von den ca. 5-6 Millionen Diabetikern in Deutschland die meisten an einem Typ-2-Diabetes erkrankt sind und anfangs oft mit Diät allein oder mit Tabletten behandelt werden können, sollte diese Untersuchung viel häufiger als bisher durchgeführt werden.

Für jeden Betroffenen sollte diese einfache Methode zur Selbstverständlichkeit werden. Die nur sporadisch durchgeführten Blutzuckerkontrollen beim Hausarzt können den Nutzen der Selbstkontrolle in keiner Weise ersetzen. Die Stoffwechselführung kann mittels der Harnzuckerkontrolle für die meisten so behandelten Diabetiker hinreichend beurteilt werden, eine Verschlechterung wird rechtzeitig bemerkt, so dass diese einfache und kostengünstige Untersuchung helfen kann, die gefürchteten Folgekrankheiten zu vermeiden.

5.1 Physiologischer Hintergrund

Normalerweise befindet sich kein Zucker im Urin, während im Blut immer eine gewisse Menge an Blutzucker vorhanden ist, die beim Stoffwechselgesunden zwischen 80 und 120 mg/dl (4,4 bis 6,6 mmol/l) – bei einem erweitert gefassten Normalbereich zwischen 60 und 140 mg/dl (3,3-7,8 mmol/l) – schwankt. Wichtig erscheint, dass auch beim Stoffwechselgesunden Schwankungen der Zuckerkonzentration gefunden werden, die abhängig von der Nahrungsaufnahme, der körperlichen Aktivität, aber auch von der hormongesteuerten Tagesrhythmik sind.

Im Blut wird der Zucker als Nährstoff und damit als Energiequelle zu den Geweben transportiert, kann aber von diesen nicht vollständig verarbeitet werden, so dass sich dieser sowohl im arteriellen als auch im venösen Blut befindet. Das Blut ist ein geeignetes Transportmittel, um Substanzen zu den Geweben, aber auch weg von den Geweben zu den Entsorgungsorganen zu transportieren.

Die Nieren sind hervorragend funktionierende Filter des menschlichen Körpers, die in der Lage sind, alle wasserlöslichen Stoffe zunächst einmal zu filtern, dann aber selektiv auszuscheiden. Von

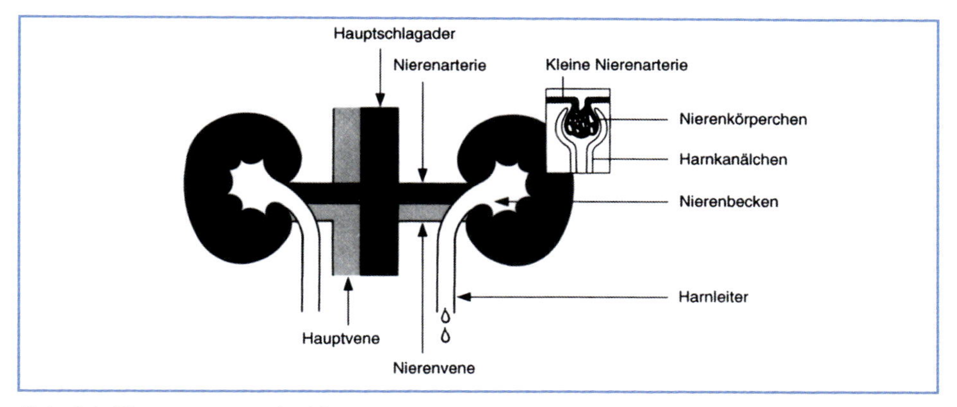

Abb. 5.1: Blutversorgung der Nieren
Das Blut erreicht die Niere über die Hauptschlagader und die Nierenarterie. Innerhalb der Niere befinden sich kleine Nierenarterien, die das Blut zu den Nierenkörperchen transportieren. In den Nierenkörperchen wird der Primärharn filtriert. Dieser gelangt zunächst in die Harnkanälchen, wird dort konzentriert und von dort als Sekundärharn in das Nierenbecken und den Harnleiter geleitet. Das gereinigte Blut wird dem Körper wieder über die Nierenvene und die Hauptvene zugeleitet

dem täglich vom Herzen durch den Körper gepumpten Blutvolumen – von 4.500 l – fließen etwa 1.500 l Blut durch die Nieren. Hier wird dieses Blut in den Glomerula filtriert. Alle niedermolekularen, wasserlöslichen Substanzen – wie z. B. auch der Traubenzucker – erscheinen daher im Primärharn in gleicher Konzentration wie im Blut.

Auf dem Wege durch die Nieren werden innerhalb des tubulären Systems, d. h. in den kleinen Nierenkanälchen, die Konzentrationen der ausgeschiedenen Substanzen deutlich verändert. So wird z. B. der Traubenzucker unter normalen Umständen vollständig rückresorbiert. Da es sich dabei um einen aktiven, d. h. energieverbrauchenden Prozess handelt, wird auch verständlich, dass bei einer bestimmten Zuckerkonzentration im Primärharn die Transportkapazität erschöpft ist und es anschließend zu der Ausscheidung von Harnzucker im Urin kommt.

Während die Rückresorption des Zuckers ein aktiver Prozess ist, wird das Wasser passiv – zum Teil gekoppelt an den Zucker – im Körper zurückbehalten bzw. zurückgeholt. Steigt jedoch die Zuckerkonzentration an, so wird verständlich, warum bei vermehrtem Anfluten des Zuckers im Harn es auch zu der vermehrten Wasserausscheidung kommen kann. Die Konzentration, bei welcher der Zucker im Harn ausgeschieden wird, nennt man **NIERENSCHWELLE.**

Die Nierenschwelle befindet sich normalerweise bei 160 bis 180 mg/dl (8,9 bis 10 mmol/l), d. h., steigt der Blutzucker über diesen Wert, so kann Traubenzukker im Harn nachgewiesen werden. Die Nierenschwelle ist jedoch keine Konstante, die bei allen Menschen gleich sein muss. Es gibt durchaus Menschen, die eine sehr niedrige Nierenschwelle aufweisen. Andererseits gibt es gar nicht so selten Menschen mit einer erhöhten Nierenschwelle. Auch kann die einmal ermittelte Nierenschwelle sich ändern, so dass es von Zeit zu Zeit sinnvoll erscheint, die Nierenschwelle zu überprüfen.

Insbesondere in der Schwangerschaft sinkt die Nierenschwelle, in höherem Alter kommt es dagegen häufig vor, dass die Nierenschwelle deutlich angehoben ist.

Als Konsequenz aus diesem Sachverhalt ist zu lernen, dass die Bewertung der Harnzuckerausscheidung die Kenntnis der Nierenschwelle voraussetzt. Schließlich wäre eine Harnzuckermessung bei einem Diabetiker mit erhöhter Nierenschwelle nicht sinnvoll, denn dieser lebte ständig im Glauben einer guten Stoffwechselführung und wäre trotzdem durch ständig erhöhte Blutzuckerwerte den Folgekrankheiten ausgesetzt.

5.2 Messung der Nierenschwelle

Die Messung der Nierenschwelle ist einfach. Unterschiedliche Verfahren stehen zur Verfügung. Sie beruhen auf der

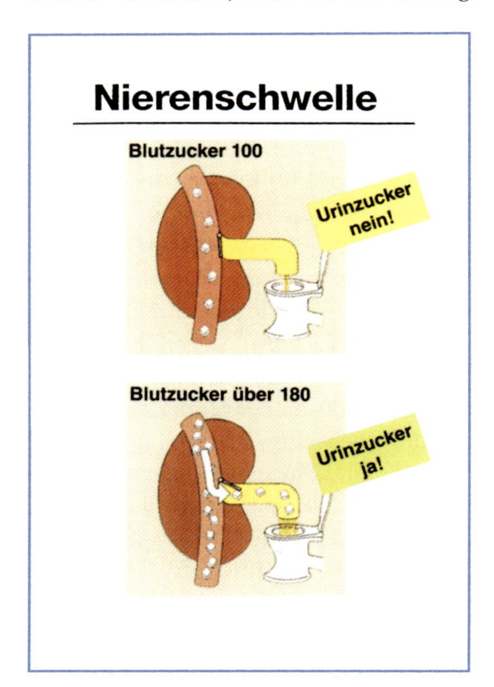

Abb. 5.2: Nierenschwelle

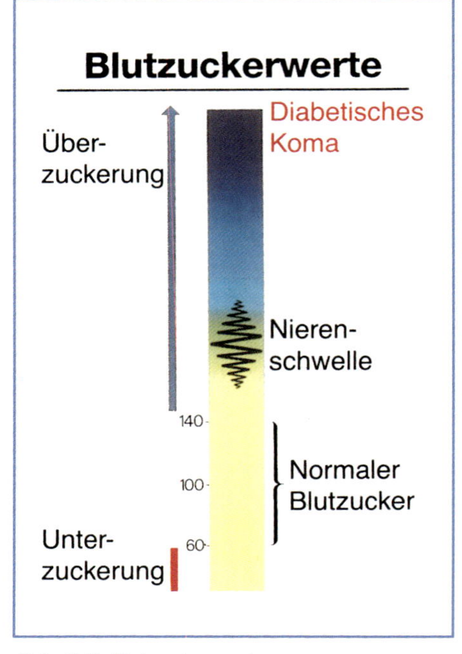

Abb. 5.3: Blutzuckerwerte

gleichzeitigen Messung von Harnzucker und Blutzucker.

Die Messung der Nierenschwelle kann folgendermaßen durchgeführt werden: Beginnend bei einem möglichst niedrigen Nüchternblutzucker kann der Zuckerspiegel im Blut durch Kohlenhydratzufuhr erhöht werden. In diesem Falle muss der Betroffene ca. zwei bis drei Stunden lang in halbstündlichen Abständen die Zuckerkonzentrationen im Blut kontrollieren und dokumentieren. Gleichzeitig muss der Betroffene jedoch immer wieder versuchen, einige Tropfen frischen Harnes zu gewinnen, aus dem dann die aktuelle Harnzuckerkonzentration ermittelt wird. Dieses Verfahren ist nur dann sinnvoll, wenn der Ausgangsurin harnzuckerfrei war und der Blutzucker sich im Normalbereich befindet.

Und wo liegt die Nierenschwelle bei Ihnen?

Übersteigt die Zuckerkonzentration im Blut die Nierenschwelle, so wird plötzlich Zucker im Harn ausgeschieden und kann nachgewiesen werden. Es ist dann anzunehmen, dass sich die Nierenschwelle zwischen den letzten beiden Werten befindet. Gerade für die Eigenbestimmung der Nierenschwelle kann sich dieses Verfahren eignen.

In der Praxis wie auch in der Klinik hat es sich jedoch auch bewährt, dass die Bestimmung der Nierenschwelle an verschiedenen Tagen durchgeführt wird, schließlich schwankt die Stoffwechselsituation bei den meisten Diabetikern derart, dass es immer wieder Werte unter wie auch über der Nierenschwelle gibt.

Bei diesem Verfahren wird zunächst einmal die Blase entleert, dann ein Glas Wasser getrunken, und ca. eine halbe Stunde später wird gleichzeitig der Blutzucker wie auch der Harnzucker bestimmt. Dieses Verfahren, das an mehreren Tagen durchgeführt werden kann, führt zu einer Eingrenzung des Wertes, bei dem Zucker über die Nieren ausgeschieden wird, und damit zur Kenntnis der individuellen Nierenschwelle.

Zeitpunkt	Blutzucker (mg/dl)	(mmol/l)	Harnzucker (%)
9.00	168	9,3	0
9.30	248	13,8	1
10.00	195	10,8	0
10.30	205	11,4	0,1
11.00	220	12,2	0,1

Tabelle 5.1: Die Bestimmung der Nierenschwelle, die in diesem Beispiel bei etwa 200 mg/dl (11,1 mmol/l) liegt

Zeitpunkt	Blutzucker (mg/dl)	(mmol/l)	Harnzucker (%)

Tabelle 5.2: Schema zur Bestimmung Ihrer eigenen Nierenschwelle

5.3 Vom Nutzen der Harnzuckerkontrolle

Durch die Harnzuckerselbstkontrolle ist lediglich eine Verschlechterung der Stoffwechselwerte zu erkennen. Liegt der Blutzucker im Normbereich oder aber im hypoglykämischen Bereich, so ist durch diese Untersuchung keinerlei Aussage zu erwarten, denn weniger als nichts kann durch die Nieren nicht ausgeschieden werden. Die Harnzuckerselbstkontrolle eignet sich deshalb nicht zur Steuerung einer intensivierten Insulintherapie oder einer Pumpenbehandlung. Sie kann daher auch nur mit Einschränkung den Betroffenen mit einer konventionellen Insulintherapie empfohlen werden.

Grundsätzlich sinnvoll ist die alleinige Anwendung der Harnzuckerbestimmung nur bei Betroffenen, die ausschließlich diätetisch behandelt werden, wobei gelegentliche Blutzucker-Tagesprofile die täglichen Kontrollen ergänzen können. Wir halten Tagesprofile im Abstand von 14 Tagen durchaus für ausreichend. Dieses Vorgehen gilt auch für Betroffene, die mit blutzuckersenkenden Tabletten behandelt werden, die keine Unterzuckerungen verursachen können wie:

- Acarbose (Glucobay®) oder Miglitol (Diastabol®)
- Metformin (Glukophage ®)
- Pioglitazone (Actos®) oder Rosiglitazone (Avandia®)

Das besonders häufig verwendete Glibenclamid (z. B. *Euglucon*® oder *Maninil*®) kann dagegen sehr schwere Unterzuckerungen mit tiefer Bewusstlosigkeit verursachen, insbesondere bei wenig sachkundigem Einsatz. Es bedarf bei Anwendung dieser Medikamente neben den üblichen Harnzuckerkontrollen auch immer dann einer Blutzuckermessung, wenn sich erste Anzeichen einer Hypoglykämie bemerkbar machen. Schließlich kann eine Unterzuckerung niemals durch die Harnzuckerkontrolle erfasst werden, weil hier die Methode versagt.

Insgesamt gesehen ist die Harnzuckerselbstkontrolle durchaus in der Lage, eine Stoffwechselverbesserung herbeizuführen und bietet so den Betroffenen Schutz vor diabetischen Folgekrankheiten.

5.4 Häufigkeit und Zeitpunkt der Messungen

Häufigkeit und Zeitpunkt der Messungen sind abhängig von der Art und der Güte der Stoffwechselführung. Besteht Harnzuckerfreiheit, so reicht die täglich einmal ca. ein bis zwei Stunden nach dem Frühstück durchgeführte Untersuchung aus.

5.4.1 Die einmal täglich durchgeführte Messung

Jeder Diabetiker sollte wenigstens eine tägliche Kontrolle durchführen. Dies gilt nicht nur für die Blutzuckermessungen, sondern gerade auch für die Harnzuckerselbstkontrolle. Zwar werden hin und wieder andere Untersuchungsfrequenzen empfohlen, aufgrund der Verdrängungstendenz der menschlichen Natur erscheint die nahezu ritualisierte, täglich durchgeführte und dokumentierte Handlung eher motivierend. Werden nämlich die Untersuchungen nur ein- bis zweimal pro Woche vorgenommen, dann wird der Diabetes sehr schnell vergessen, bzw. man testet nur, wenn man gute Ergebnisse erwartet. Nur die Regelmäßigkeit der durchgeführten Untersuchung garantiert den Behandlungserfolg.

Die Untersuchung sollte morgens ca. ein bis zwei Stunden nach dem Frühstück durchgeführt werden, weil – unter der Voraussetzung normaler Essgewohnheiten – nach dem Frühstück die höchsten Blutzuckerwerte zu erwarten sind. Es erscheint jedoch auch ausreichend, wenn der erste Urin nach dem Frühstück untersucht wird. Schließlich kann einmal in die Blase ausgeschiedener Zucker im Urin nicht wieder verschwinden.

Ebenso wichtig wie die regelmäßige Durchführung der Harnzuckeruntersuchung ist die Dokumentation der Ergebnisse. Hierzu gibt es geeignete Testhefte, die bei jedem Arztbesuch mitgebracht und erörtert werden sollten. Jeder Diabetiker sollte bei jedem Arztbesuch sein Testheft oder Tagebuch automatisch vorlegen, und die Arzthelferin sollte immer danach fragen, da sonst die Messungen sehr schnell in Vergessenheit geraten.

Datum	Gewicht in kg	Harnzucker gemessen ca. 2 Std. nach den Mahlzeiten			Tabletten	Bemerkungen z.B. Erkrankungen, Unterzuckerungen, körp. Bewegung
		morgens	mittags	abends		
Mo						
Di						
Mi						
Do						
Fr						
Sa						
So						

HbA1 ____________ %   Datum: ____________

Abb. 5.4: Testheft

5.4.2 Mehrfache Harnzuckermessungen

Täglich sollten mehrfach Harnzuckermessungen immer dann durchgeführt werden, wenn sich die Stoffwechselsituation – aus welchen Gründen auch immer – verschlechtert hat oder Stoffwechselschwankungen zu erwarten sind. Hierbei ist nicht nur die Frage zu beantworten, ob Traubenzucker im Harn ist oder nicht, sondern es sollte die semiquantitative Aussage über die Menge des ausgeschiedenen Zuckers möglich sein.

Für die Untersuchung eignen sich ganz besonders der *Diabur-Test 5000* oder auch der *Biophan G*. In beiden Fällen lässt sich durch visuellen Vergleich mit einer Farbreihe die wichtige Frage beantworten: ***Wie viel*** Zucker ist im Harn?

Bei Diabetikern mit Sulfonylharnstoff-Behandlung, bei denen immer wieder Zucker im Harn nachgewiesen wird, sollten ebenso wie bei Typ-2-Diabetikern mit einer konventionellen Insulintherapie oder einer Kombinationsbehandlung mit Tabletten drei bis vier Tests täglich durchgeführt werden. Hier eignen sich als Zeitpunkte: nüchtern – nach dem Frühstück – vor der Abendspritze oder Tablette – vor dem Schlafengehen.

Nicht alle Tests müssen jeden Tag durchgeführt werden. Es ist meistens ausreichend, nach dem Frühstück und vor dem Schlafengehen den Harn zu überprüfen, denn man hat mit diesen Messpunkten die schlechtesten Ergebnisse des Tages zu erwarten. Sind diese Testergebnisse jedoch zufriedenstellend, so kann man auch zu den anderen Zeitpunkten brauchbare Tests erwarten. Im Zweifelsfall ist es jedoch erforderlich, die Messfrequenz zu steigern, um die Stoffwechselsituation zu erfassen. Beispielsweise ist während eines Infektes mit einer Verschlechterung der Stoffwechselsituation zu rechnen.

Auch zu Beginn der Behandlung sind zunächst einmal häufigere Harnzuckeruntersuchungen sinnvoll, später kann die Messfrequenz deutlich vermindert und den individuellen Verhältnissen angepasst werden.

5.5 Gängige Harnzucker-Teststreifen

Wie bei den Teststreifen für die Blutzuckerselbstkontrolle existieren verschiedene Teststreifen verschiedener Hersteller. Bei dem Messprinzip handelt sich um einen spezifischen Nachweis von Glukose mittels der Glukoseoxidase-Peroxidase-Reaktion, ähnlich wie bei der reflektometrischen Messung des Blutzuckers in Abschnitt 4.1 beschrieben. Sichtbare Unterschiede der Streifen bestehen in der Farbveränderung des Testfeldes nach der Reaktion. Gängige Teststreifen sind *Diabur-Test 5000, Biophan G* und *Clinistix*.

Beispielgebend soll der *Diabur-Test 5000* beschrieben werden. Das ist keine Abwertung der anderen Produkte, nur liegen diesbezüglich recht wenig eigene Erfahrungen vor.

Wie bereits angedeutet, handelt es sich vom Messprinzip her um eine Glukoseoxidase-Peroxidase-Reaktion, die spezifisch das Vorliegen von Traubenzucker im Harn anzeigt. Störungen durch Ketonkörper (siehe Abschnitt 6) im Harn sind nicht zu erwarten. Im Konzentrationsbereich bis 0,25 % sind nach Einnahme größerer Mengen Vitamin C – als Tabletten oder Ascorbinsäurepulver – abgeschwächte Reaktionen möglich. Bei Vorliegen von Zucker im Harn ergibt sich konzentrationsabhängig eine Grünfärbung des ursprünglich hellgelben Teststreifens.

Die Durchführung der Messung ist einfach. Entweder fängt man etwas Harn in einem Becher auf und taucht den Teststreifen kurz – ca. eine Sekunde – in den Urin oder aber hält den Streifen in den Harnstrahl. Anschließend schüttelt oder streift man den überschüssigen Harn ab und vergleicht nach zwei Minuten den Teststreifen mit der Farbskala auf der Dose. Wichtig ist, dass man bei der Entnahme des Teststreifens trockene Finger hat und dass die Dose nur zur Entnahme des Streifens geöffnet werden darf.

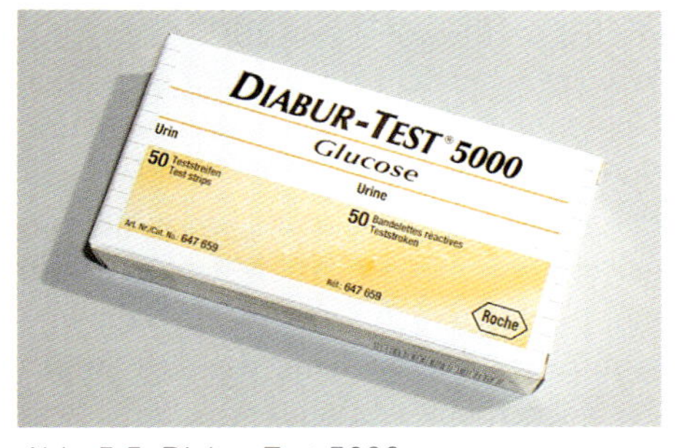

Abb. 5.5: Diabur-Test 5000

Bei Werten bis 1 % erlaubt die Farbreihe gelb bis grün des Etiketts die genauere Auswertung, bei Werten über 1 % die Farbreihe weiß bis blau. Maximal können Glukosekonzentrationen bis 5 % erfasst werden.

Haben sich die Teststreifen schon vor der Messung verfärbt, so dürfen sie nicht verwendet werden. Sie sollten bei Raumtemperatur bis 30°C trocken aufbewahrt werden. Verfärbungen der Streifen, die nach 3 Minuten oder nur an den Rändern der Testbezirke auftreten sind, ohne Bedeutung.

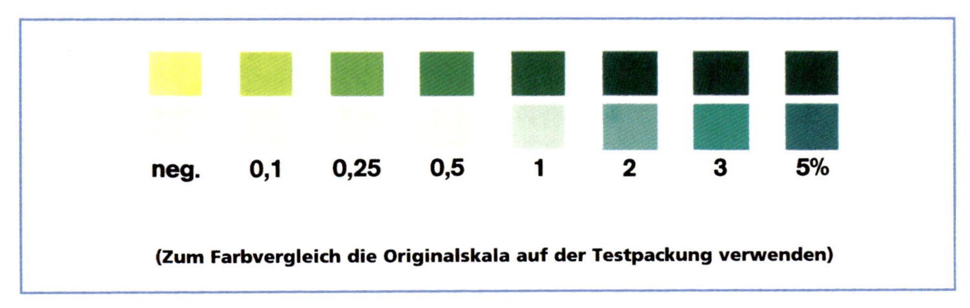

Abb. 5.6: Farbreihe beim Diabur-Test 5000

6. Acetontest

6.1 Die Entstehung von Aceton im Körper

Acetessigsäure ist ein normales Stoffwechselprodukt und entsteht zu geringem Teil aus dem Eiweißabbau. Die Hauptmenge stammt auch beim Stoffwechselgesunden aus dem Fettstoffwechsel. Dabei wird im Allgemeinen so wenig Aceton im Körper produziert, dass es weder in der Atemluft noch im Urin mit den üblichen Messmethoden nachweisbar ist.

Dann jedoch, wenn der Körper größere Mengen an Fettreserven einschmelzen muss, entstehen in größeren Mengen Aceton und die anderen Ketonkörper, so dass diese Substanz mit einfachen chemischen Mitteln nachweisbar wird. Für den klinischen Einsatz stehen Teststreifen zur Verfügung, die nach dem Prinzip der Legal'schen Probe reagieren, d. h. durch Aceton ausgelöst bildet sich (mit Nitroprussidnatrium) ein violetter Farbkomplex. Allerdings muss auch auf die Möglichkeit hingewiesen werden, dass einzelne Medikamente diese Reaktion stören können. Es handelt sich hierbei vornehmlich um Phthaleine, die als Abführmittel gebräuchlich sind.

Aceton entsteht daher verständlicherweise im Hungerzustand, d. h. wenn man weniger Kalorien zu sich nimmt als der Körper benötigt, müssen die Fettreserven eingeschmolzen werden, so dass Aceton im Urin nachweisbar wird. Wenn jemand also eine sogenannte „Nulldiät" durchführt und man unter dieser Maßnahme kein Aceton nachweisen kann, so ist der Beweis erbracht, dass trotz anderslautender Aussagen dem Körper ausreichend Kalorien zugeführt werden. Weiterhin entsteht Aceton natürlich auch bei erhöhter körperlicher Aktivität und Sport, weil sich der Körper ebenfalls aus den Fettreserven bedient – ein in der Regel erwünschter Effekt. Man kann also am Acetongeruch oder dem Nachweis von Aceton feststellen, wie erfolgreich die körperliche Aktivität war, falls diese neben der Erhöhung des Fitnesszustandes auch der Gewichtsreduktion dienen sollte.

Im Insulinmangel – ausschließlich beim Typ-1-Diabetiker – befindet sich das Körpergewebe in einer extremen Form des „Hungerzustandes". Aceton bzw. Ketonkörper – mehrere Substanzen werden als Ketonkörper bezeichnet – werden gebildet und aufgrund ihrer Wasserlöslichkeit sowohl in der Atemluft als auch im Urin ausgeschieden. Man kann bei einer entgleisenden Stoffwechsellage im Sinne einer Ketoazidose den typischen Geruch nach faulen Äpfeln ohne große chemische Untersuchungen erkennen, wenn man in der Lage ist, den typischen Geruch einzuordnen.

Damit kann Aceton ein wichtiges Anzeichen einer entgleisenden Stoffwechselsituation sein und sollte immer dann mitgemessen werden, wenn dazu der Verdacht besteht.

6.2 Wann muss Aceton gemessen werden?

Immer, wenn eine akute Stoffwechselentgleisung vermutet wird, sollte Aceton getestet werden. Grundsätzlich müsste deshalb jeder Typ-1-Diabetiker funktionsfähige Teststreifen besitzen, um in einer Notfallsituation eine schnelle Entscheidung treffen zu können. Es erscheint sinnvoll, Aceton bei sehr hohen Blutzuckerwerten zu testen, d. h., steigen die Blutzuckerwerte über 300 mg/dl (16,7 mmol/l) an, so sollte jeder Typ-1-Diabetiker mittels des Acetontests diese wichtige Zusatzinformation gewinnen, um dann auch die entsprechenden Maßnahmen einzuleiten.

Eine besondere Situation ist gegeben, wenn **Übelkeit, Erbrechen und Bauchschmerzen** auftreten. Sehr häufig sind diese Symptome klinische Anzeichen einer bereits entgleisenden Stoffwechselsituation. In einem solchen Falle muss unbedingt Aceton mitgemessen werden. Schließlich gilt es zu unterscheiden, ob die klinischen Symptome Ausdruck der entgleisenden Stoffwechselsituation sind oder aber durch einen verdorbenen Magen verursacht wurden. Im Falle einer Stoffwechselentgleisung benötigt der Betroffene mehr Insulin, im Falle eines verdorbenen Magens lässt sich die Insulindosis reduzieren. Gerade auch Insulinpumpenpatienten und Betroffene mit einer intensivierten Insulintherapie sollten über eine derartige Testmöglichkeit verfügen, da es sich gezeigt hat, dass Fehlschlüsse in der Einordnung der Symptome katastrophale Folgen nach sich ziehen können. Leider wird häufig auf diese lebensnotwendige Entscheidung verzichtet und bei Übelkeit, Erbrechen, Bauchschmerzen unkontrolliert weniger oder kein Insulin gespritzt, so dass ein Koma sich rasch entwickelt.

Während beim Typ-1-Diabetiker im Rahmen einer Stoffwechselentgleisung Aceton regelmäßig auftritt, vermisst man das Auftreten dieser Substanz in den meisten Fällen, wenn ein Typ-2-Diabetes vorliegt. Ursache hierfür ist die Tatsache, dass Typ-2-Diabetiker in der Regel über eigene Insulinreserven verfügen, so dass es auch bei sehr hohen Blutzuckerwerten zu keinem absoluten Insulinmangel und damit zu einer Ketoazidose kommen kann.

Sinnvoll ist es, den Test für Aceton lediglich unter gezielten Fragestellungen einzusetzen. Es gibt zwar kombinierte Harnzucker- und Aceton-Teststreifen (z. B. *Keto-Diabur 5000®* oder *Keto-Diastix®*), doch erscheint der routinemäßige Einsatz dieses Teststreifens überflüssig, da es nicht sinnvoll erscheint, bei jeder Harnzuckermessung auch gleichzeitig die Bildung von Aceton zu überprüfen. Hier würden Daten produziert, die hin und wieder nur Verwirrung stiften dürften.

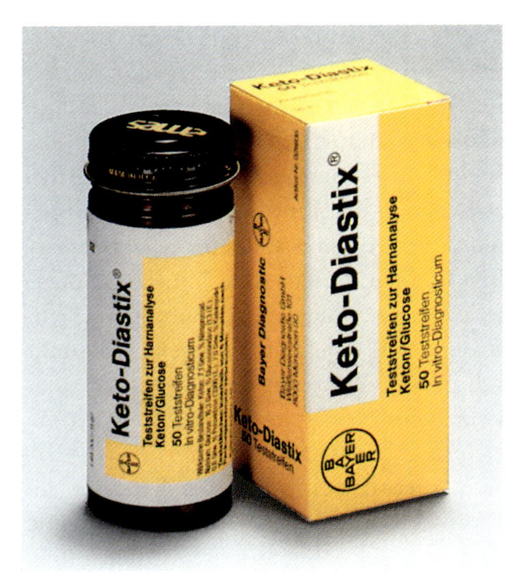

Abb. 6.1: Keto-Diastix®, ein kombinierter Teststreifen für Harnzucker und Aceton

6.3 Die Durchführung der Acetonbestimmung

Es gibt zwei verschiedene Möglichkeiten, das Aceton im Rahmen der Selbstkontrolle zu bestimmen. Zum einen die seit vielen Jahren angewandte Methode der Bestimmung im Harn. Seit dem Jahr 2000 gibt es aber auch die Möglichkeit der Bestimmung des Acetons im Blut.

Exkurs: *Bei einem massiven Abbau von Speicherfett, wie im Falle eines absoluten Insulinmangels bei Typ-1-Diabetikern, gelangen aus den Fettzellen freie Fettsäuren (diese behindern zusätzlich die Wirkung eventuell noch vorhandenen Insulins) und Glyzerin in das Blut. Diese werden in der Leber zu Triglyzeriden resynthetisiert, für die Cholesterinsynthese verwendet oder in Ketonkörper, Betahydroxybuttersäure, Acetessigsäure und Aceton umgewandelt. Durch die Anhäufung dieser Ketonkörper kommt es bei entsprechender Konzentration zu einer Übersäuerung des Blutes (nachweisbar mit dem Absinken des pH-Wertes), was eine Ketoazidose zur Folge haben kann. Diese stellt für den Patienten einen lebensgefährlichen Zustand dar. Der Nachweis dieses Zustandes gelingt durch Nachweis einer der aufgeführten Komponenten. Aus deren Vorhandensein kann auf die anderen Komponenten geschlossen werden. Es ist aber in diesem Zustand unerheblich, welche der Komponenten nachgewiesen wird. Alle zeigen das bedrohliche Geschehen an.*

Bei der Bestimmung des Acetons im Harn handelt es sich nicht um eine genaue Messung, sondern eher um eine semiquantitative Schätzung. Gemessen wird dabei die Acetessigsäure über die Reaktion mit Nitroprussidnatrium. Die Einteilung lässt vier Stufen der Beurteilung zu:

neg + ++ +++

Die folgende Verfärbung auf dem Urinstreifen wird anhand einer Farbskala verglichen, wodurch sich die Zuordnung hinsichtlich der vier Stufen ergibt (siehe Abb. 6.2 unten).

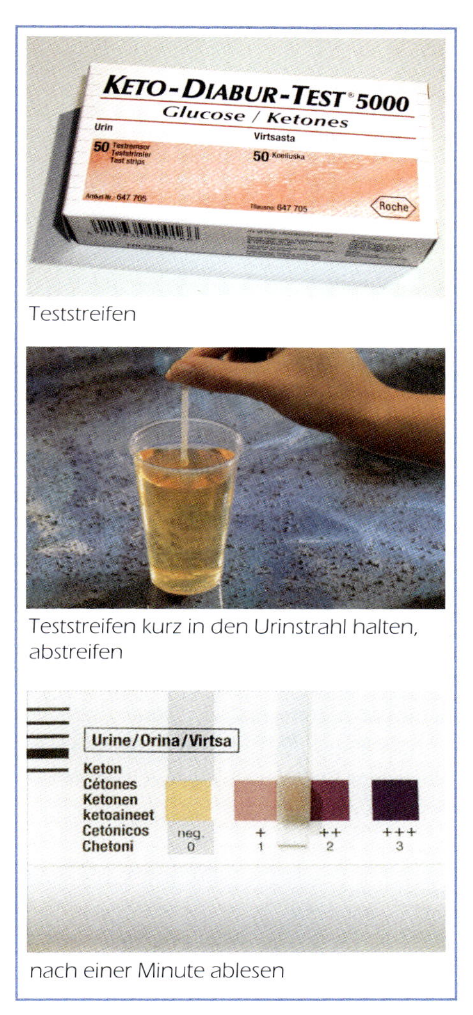

Teststreifen

Teststreifen kurz in den Urinstrahl halten, abstreifen

nach einer Minute ablesen

Abb. 6.2: Vorgehensweise bei der Bestimmung von Aceton im Urin

Der *Keto-Diabur 5000*®- oder der *Keto-Diastix*®-Test sind einfache Messmethoden, die innerhalb einer Minute das Ergebnis anzeigen. Normalerweise ist kein Aceton im Urin. Auch der Nachweis von geringen Mengen an Ketonkörpern (+) erscheint nicht gefährlich.

Wenn jedoch ++ Aceton im Urin nachweisbar ist, dann wird von dem Betroffenen erhöhte Aufmerksamkeit gefordert. +++ Aceton bei gleichzeitig deutlich erhöhtem Blutzuckerwert signalisiert Gefahr, so dass sofortige Maßnahmen zur Stoffwechselverbesserung eingeleitet werden müssen. Es kann jederzeit ein Arzt informieren werden. Besteht diese Möglichkeit jedoch nicht, so kann man mit Hilfe ständiger Selbstkontrolle dem Körper Flüssigkeit, Mineralien und vor allem Insulin zuführen.

Der ausschließlich qualitative Nachweis von Aceton mit Hilfe eines Urinteststreifens stellt für die Betroffenen mitunter ein Hindernis dar, weil das naturgemäß die Urinausscheidung erfordert. Wichtiger noch ist der einfache Fakt zu vermerken, dass das Aceton damit nicht unmittelbar im Blut bestimmt wird, sondern erst nach der Ausscheidung über die Nieren.

Schneller und genauer lässt sich die Situation mit einem Teststreifen erfassen, der Ketonkörper unmittelbar im Blut bestimmt. Gemessen wird dabei die Konzentration von Betahydroxybutyrat (75 % der auftretenden Ketonkörper liegen als Betahydroxybutyrat vor). Die Möglichkeit dazu bietet das in Abschnitt 4 beschriebene Blutzuckermessgerät *MediSense Precision XTRA* der Firma Abbott – MediSense. Der dazugehörige Teststreifen *MediSense XTRA ß-Keton* wird in die gleiche Aufnahme eingeführt wie sonst der Blutzuckerteststreifen. Auf

Urin-Test (z.B. Keto-Diabur)	Messung β-Hydroxybutyrat (Precision XTRA ß-Keton)	Aussage
negativ oder +	< 0,6 mmol/l	Hyperglykämie
++	0,6-1,5 mmol/l	leichte Ketoazidose
+++	>1,5 mmol/l	schwere Ketoazidose

Übersicht 6.1: Aussagen der Acetonbestimmung mit Urin-Test und Blut-Test

diese Weise lässt sich parallel zur Blutzuckerselbstkontrolle eine Kontrolle des Acetons durchführen. Da ein Betroffener im Falle einer drohenden Stoffwechselentgleisung sowieso häufiger den Blutzucker messen muss, kann er gleich den Ketongehalt im Blut mitbestimmen.

Besonders wichtig ist dabei, dass unmittelbar im Blut quantitativ gemessen wird, wodurch die Entstehung einer Ketoazidose früher nachweisbar ist. Weiterhin tritt das bei der Reaktion nachgewiesene Betahydroxybutyrat in einer höheren Konzentration auf als die Acetessigsäure, die bei der Reaktion auf dem Urinteststreifen bestimmt wird. Dadurch wird die Messung genauer. Auch die unmittelbare Anzeige eines Wertes hat Vorteile, weil Kunstlicht und eine gegebenenfalls vorhandene Farbsehschwäche des Betroffenen sich nicht negativ auswirken können.

Allerdings liegt der Preis für eine solche Messung derzeit bei ca. 3,20 €. Es ist also trotz der beschriebenen Vorzüge zu entscheiden, ob nicht auch die Variante der Harnacetonbestimmung ausreichend ist, auch wenn der Gebrauch der Streifen nur im eher seltenen Fall sehr hoher Blutzuckerwerte erfolgt.

7 Gewichtskontrolle

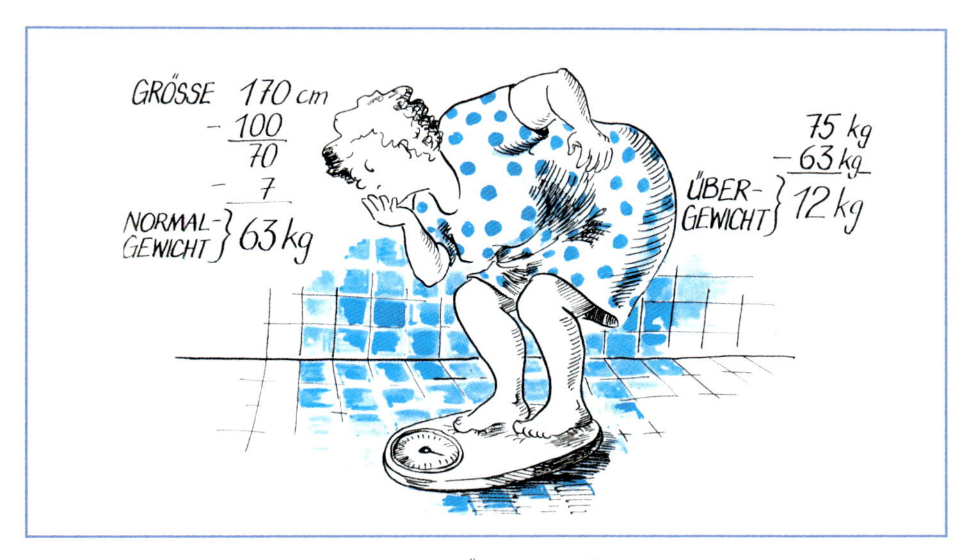

Abb. 7.1: Was ist Normalgewicht und was ist Übergewicht?

Die Kontrolle des Gewichtes ist eine Aufgabe, die jeder – Diabetiker und Nichtdiabetiker – ohne viel Aufwand wahrnehmen kann. Schließlich sind Körperwaagen in den meisten Haushalten zu finden, so dass es keiner zusätzlichen Kosten bedarf. Allzu häufig ist das Übergewicht der Vorläufer eines Typ-2-Diabetes, daher stellt die Kontrolle des Gewichtes eine wesentliche Aufgabe der (Sekundär-) Prävention dar. Die wöchentlich einmal durchgeführte Messung und die Dokumentation des Ergebnisses schaden auch dem Nichtdiabetiker in keiner Weise.

Gerade Typ-2-Diabetiker profitieren von der Gewichtsreduktion und -kontrolle, denn die Behandlung dieser Erkrankung sollte sich nicht nur auf die Gabe von Medikamenten erstrecken, wie es bedauerlicherweise auch heute noch immer wieder geschieht. Es ist auch nicht mit den therapeutischen Zielen zu vereinbaren, wenn ausschließlich die Blut-

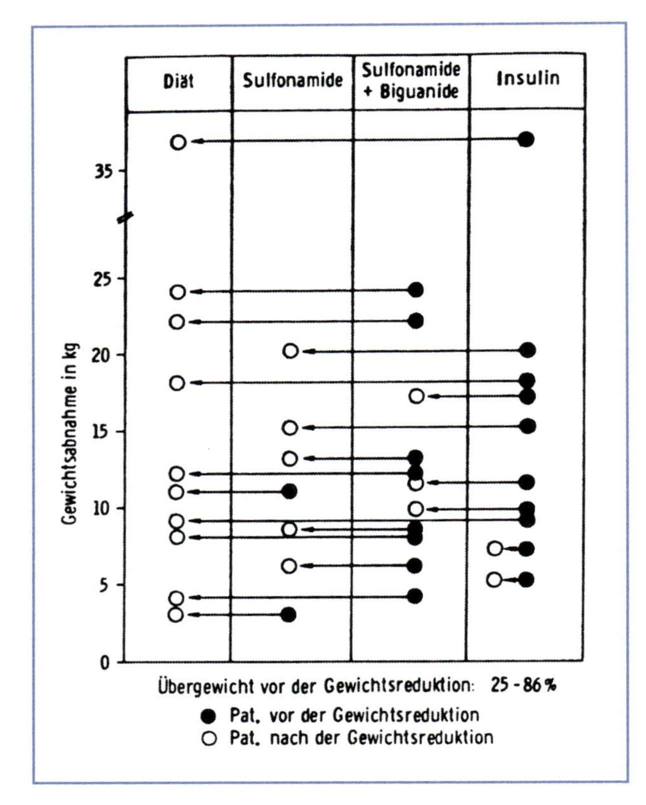

Abb.7.2: Medikamentöse bzw. diätetische Behandlung von 20 übergewichtigen Diabetikern (14 Frauen, 6 Männer, Lebensalter 28 – 69 Jahre, Übergewicht vor der Gewichtsreduktion: 25 - 86 %) in Abhängigkeit von der innerhalb eines Jahres erreichten Reduktion des Körpergewichtes.

zuckerwerte durch den Arzt oder Betroffenen betrachtet werden, das Gewicht aber unbeobachtet steigen darf.

Häufig kann man sogar beobachten, dass sich mit der Reduktion der Körpermasse auch die medikamentöse Behandlung ändern lässt. So ist es keine Ausnahme, dass ein mit Insulin behandelter Typ-2-Diabetiker bei Gewichtsverlust kein Insulin mehr spritzen muss und auch keinerlei orale Antidiabetika benötigt.

Diese von MEHNERT veröffentlichten Untersuchungen haben sich vielfach bestätigen lassen.

8. Blutdruckkontrolle

Die Hypertonie, also der Bluthochdruck, ist eine Erkrankung, die mit dem Diabetes mellitus Typ 2, aber auch mit dem Übergewicht in ursächlicher Verbindung steht. Es war schon lange bekannt, dass Diabetiker doppelt so häufig wie Nichtdiabetiker an einem Bluthochdruck leiden. Als Verbindung beider Erkrankungen wurde 1988 von FERRANINI eine Hyperinsulinämie beschrieben, die – als Antwort auf eine Insulinresistenz gesehen – beiden Erkrankungen zugrunde liegt. Oft geht die Hypertonie dem Typ-2-Diabetes voraus, in anderen Fällen entwickeln die Betroffenen erst viel später einen hohen Blutdruck.

Beim Typ-1-Diabetes gehört die Hypertonie nicht ursächlich zum Krankheitsbild hinzu, sondern entwickelt sich erst nach einigen Jahren Krankheitsdauer. Hier kann die Entwicklung der Hypertonie Ausdruck der bereits geschädigten Niere sein. Die ständige oder auch wechselnde Erhöhung des Blutdruckes führt zu einer weiteren Schädigung der Nieren, so dass durch die zusätzliche Erkrankung mit einem schnelleren Voranschreiten des Nierenversagens zu rechnen ist. Normalisiert sich der Blutdruck, so kann die Entwicklung der Nierenschädigung aufgehoben oder auch nur gebremst werden.

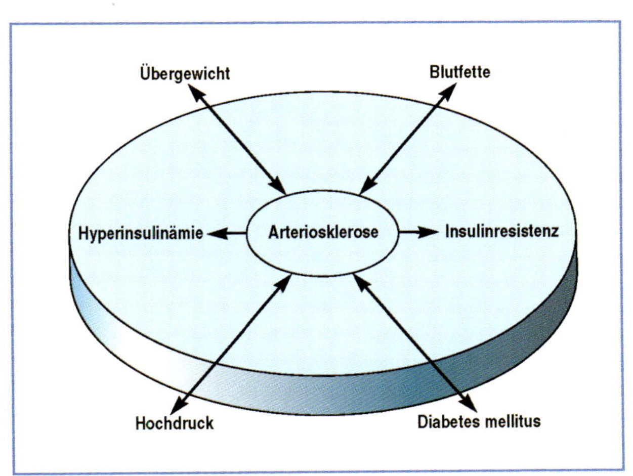

Abb. 8.1: Das metabolische Syndrom

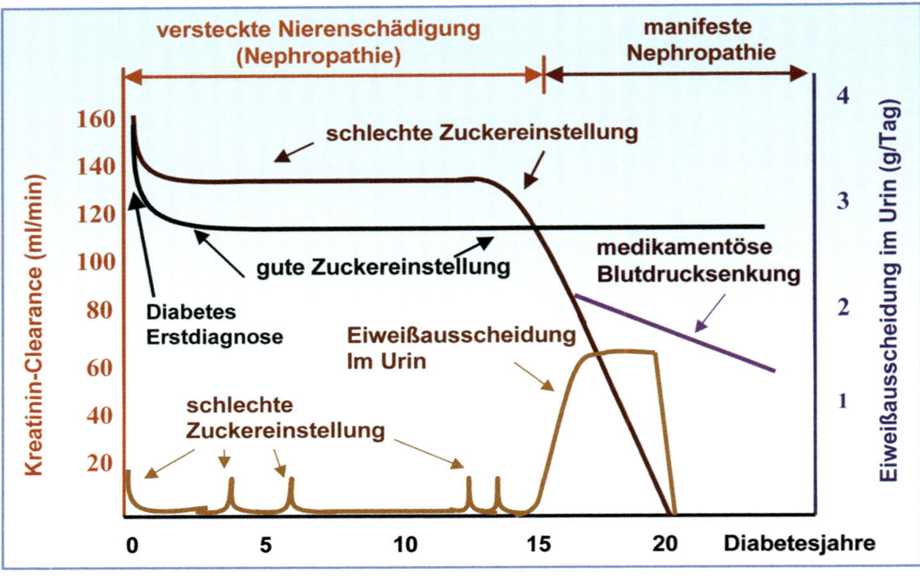

Abb. 8.2: Zusammenhang von Diabeteseinstellung, diabetischer Nierenschädigung und Blutdrucksenkung bei Typ-1-Diabetes (nach MOGENSEN) (die Kreatinin-Clearance ist ein Maß für die Fähigkeit der Niere, das Blut zu reinigen)

Gerade Betroffene mit bereits bestehenden Folgekrankheiten wie

- Retinopathie
- Nephropathie
- Koronare Herzerkrankung
- Arterielle Verschlusserkrankung

profitieren gewaltig von einer Normalisierung des Blutdrucks. Schließlich können sich diese Folgekrankheiten durch eine Erhöhung des Blutdrucks rascher entwickeln als bei normalen Blutdruckwerten.

So wissen wir, dass gerade die Retinopathie, aber auch die Nephropathie sich unter hohen Blutdruckwerten rasant verschlechtern können. Normale Blutdruckwerte kleiner als 130/85 mHg – so die WHO – sind anzustreben. Daher muss eine entsprechende Therapie auch schon weit eher als bei Nicht-Diabetikern eingeleitet werden. Hierzu gehören:

- Ausdauersport
- Gewichtsreduktion
- Salzarme Kost

Man ist der Ansicht, dass mit der medikamentösen Therapie des hohen Blutdruckes bereits bei sich wiederholenden Werten von 135/85 mmHg begonnen werden sollte.

Beim Typ-2-Diabetes dagegen gehört die Hypertonie ursächlich zum **metabolischen Syndrom** (Abb. 8.1 und 8.3) hinzu. Diabetes mellitus, Hypertonie, Hyperlipidämie (hohe Blutfette) und Übergewicht bilden ein tödliches Quartett, das zu einem vermehrten Auftreten von Gefäßschäden führt.

In einem solchen Falle sind die engmaschige Kontrolle und die Selbstkontrolle des Blutdruckes zu fordern, da die Herz-Kreislauf-Komplikationen – Infarkt oder Schlaganfall – sich besonders häufig im Gefolge eines erhöhten Blutdruckes entwickeln.

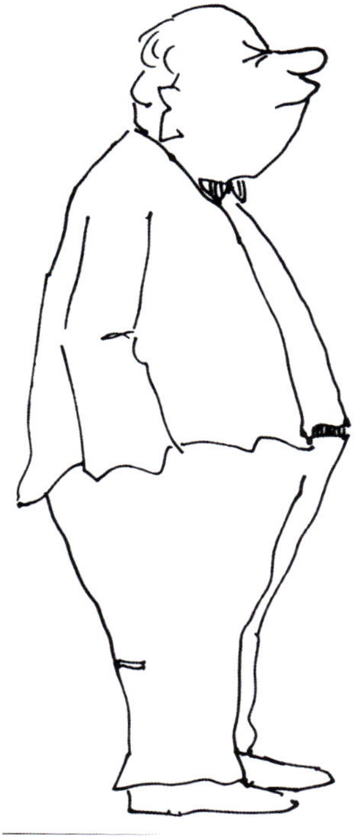

Abb. 8.3: Das metabolische Syndrom
Alter: 65 (50-70) Jahre

Krankheiten:
- Diabetes mellitus
- Bluthochdruck
- erhöhte Blutfettwerte
- Übergewicht
- Durchblutungsstörungen
- Herzinsuffizienz
- Angina pectoris
- erhöhte Harnsäure-Werte
- Gelenkbeschwerden

Ebenso wie für den Diabetes stehen Selbstkontrollmöglichkeiten zur Verfügung. Es gibt mechanische oder elektronische Blutdruckmessgeräte, mit deren Hilfe man sehr genau den Blutdruck überprüfen kann. Gegenüber der Messung des Blutdruckes durch den Arzt erzielt man bei korrekter Durchführung der eigenen Untersuchung weitaus realistischere Blutdruckwerte, weil die Stress-Situation, die mit jedem Arztbesuch verbunden ist, entfällt.

Es gibt Untersuchungen, die zeigen, dass die elektronische Blutdruckmessung am Oberarm die sichersten Ergebnisse bringt. Bei medizinischer Notwendigkeit können die Kosten dieses Gerätes von der Krankenkasse übernommen werden. Zusätzlich ist erwähnenswert, dass bei Durchführung der Blutdruckmessung das Ergebnis dokumentiert werden soll. Grundsätzlich sollte der Blutdruck am Oberarm, wie abgebildet, gemessen werden. Nur in Ausnahmen sollte der Blutdruck am Handgelenk ermittelt werden, auch wenn die angebotenen Geräte weit angenehmer und kleiner erscheinen.

Grundsätzlich sollten bei jedem Diabetiker der Blutdruck und das Gewicht bei jedem Arztbesuch erfasst werden.

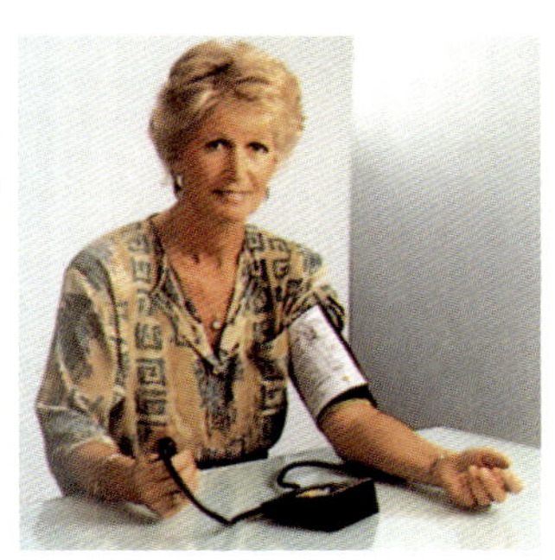

Abb. 8.4: Selbstkontrollgerät zur Messung des Blutdrucks

- sehr dicke Arme täuschen einen zu hohen Blutdruck vor (Korrekturfaktor!)
- die Manschette muss eng anliegen
- die Manschette sollte sich in Höhe des Herzens befinden
- rasches Aufblasen und langsames Ablassen des Druckes ergibt richtige Werte
- immer am gleichen Arm messen
- die erste Messung an beiden Armen vornehmen
- die Ergebnisse müssen dokumentiert werden

Tabelle 8.1: Was muss bei der Messung beachtet werden?

Diese Maßnahme ist ebenso wichtig wie die Kontrolle des Blutzuckers und die Kontrolle des Selbstkontrollheftes durch den Arzt.

9. Fußkontrolle = Fußpflege und ein bisschen mehr

Die Kontrolle und Pflege der Füße wird in jeder Schulung gelehrt, jedoch vom Einzelnen bedauerlicherweise immer wieder vergessen. Dabei sind die Füße von Menschen mit Diabetes extrem gefährdet. Wir rechnen derzeit mit 28.000 Amputationen pro Jahr in Deutschland, von denen der größte Teil vermeidbar wäre, wenn man die Füße regelmäßig kontrollieren und zudem beim Auftreten kleinster Wunden **sofort** einen Arzt aufsuchen würde.

Schließlich sind die Füße auf die unterschiedlichste Weise gefährdet, einerseits durch Nervenschäden (die sensomotorische oder die autonome Neuropathie), aber auch durch Durchblutungsstörungen (periphere arterielle Durchblutungsstörungen) – das hat nichts, aber auch gar nichts mit Venenproblemen zu tun! Die Nervenstörungen sind weitaus häufiger (80 %) an Fußproblemen beteiligt als die Durchblutungsstörungen (50 %), aus dieser Datenlage ergibt sich, dass 30 % dieser Betroffenen durch beide Probleme – Nervenschäden und Durchblutung – gefährdet sind.

Gerade die Neuropathien können schnell und einfach selbst mit einem sogenannten Mikrofilament festgestellt

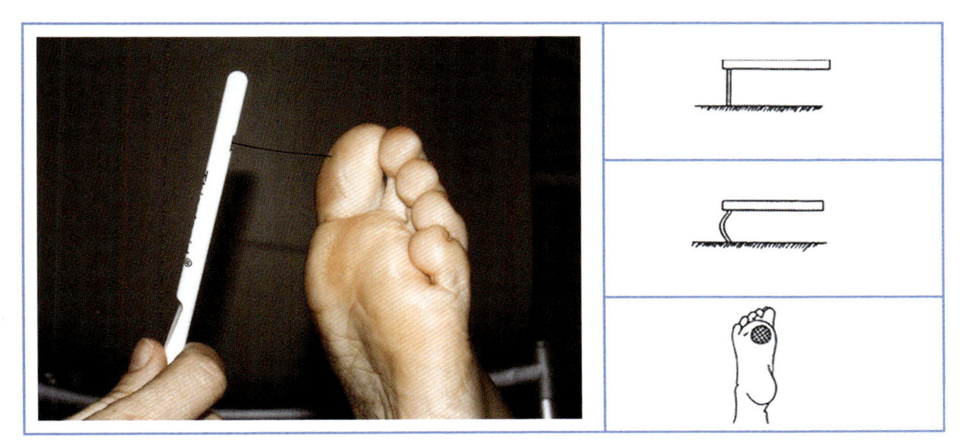

Abb. 9.1: Mikrofilament

werden. Man erhält dieses beim Deutschen Diabetiker Bund (DDB) oder in Orthopädie-Fachgeschäften. Das Mikrofilament wird auf die Zehenspitzen gestellt und leicht gedrückt, bis der Kunststofffaden sich biegt. Dann stellt man fest, ob man diesen mit 10 Gramm definiertem Druck bemerkt. Wenn man nichts spürt, dann besteht der Hinweis auf eine bereits bestehende Neuropathie.

Liegt zusätzlich zu einer solchen Neuropathie auch noch eine Durchblutungsstörung vor, so ist das Risiko einer Verletzung sowie einer sich schnell entwickelnden Entzündung – aber auch das einer sich hieraus entwickelnden Amputation – am größten, falls man nichts unternimmt. Leider aber verhalten sich Betroffene immer noch nach dem Motto: „Wenn das von selbst gekommen ist, dann wird es auch von selbst wieder verschwinden" – ein sehr verhängnisvoller Irrtum.

Da sich aber beide Störungen nicht plötzlich, sondern schleichend entwickeln, muss die regelmäßige Kontrolle und Pflege der Füße so selbstverständlich sein wie die Kontrolle der Stoffwechselsituation.

Durch die Nervenstörungen ist das Empfinden derartig gestört, dass man sich ständig verletzen kann, ohne etwas zu merken. Am häufigsten geschieht dies durch

- unpassendes Schuhwerk
- Barfußlaufen und/oder
- falsche Fußpflege.

Besonders problematisch erscheint, dass unter dem Diktat der Mode oft zu enge

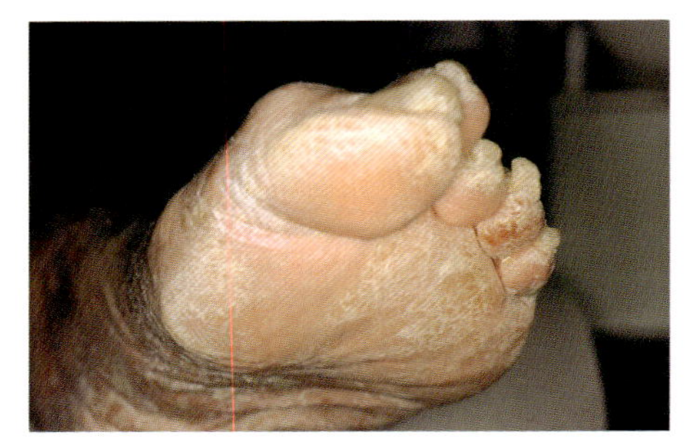

Abb. 9.2: Hornhautbildung auf einem Fuß

Schuhe gekauft werden, die dann die Katastrophe einleiten. Diese beginnt mit einer schleichenden und sich unbemerkt entwickelnden Hornhautbildung.

Dies bedeutet: Immer wenn Hornhaut zu sehen ist, muss mit verstärktem Druck auf den Fuß gerechnet werden. Dies bedeutet aber, immer wo Hornhaut entsteht, kann diese auch von innen her aufbrechen und zu einem tiefen Loch an den verschiedensten Stellen des Fußes führen.

Daher: Immer dann, wenn Hornhaut zu sehen ist, dann muss diese sachgemäß entfernt werden.

An dieser Stelle ergeben sich eine ganze Reihe an Fehlermöglichkeiten. Auf gar keinen Fall darf man mit Hornhauthobeln, Scheren, Messern oder Metallraspeln an die veränderten Füße gehen, auch die beliebten Hornhaut- oder Hühneraugenpflaster haben Menschen mit Diabetes schon weit mehr geschadet als genützt. Selbst das Aufsuchen von sogenannten medizinischen Fußpflegern, die aber keine spezielle Ausbildung für die Behandlung der Füße von Diabetikern erhalten haben, ist keine Garantie für ei-

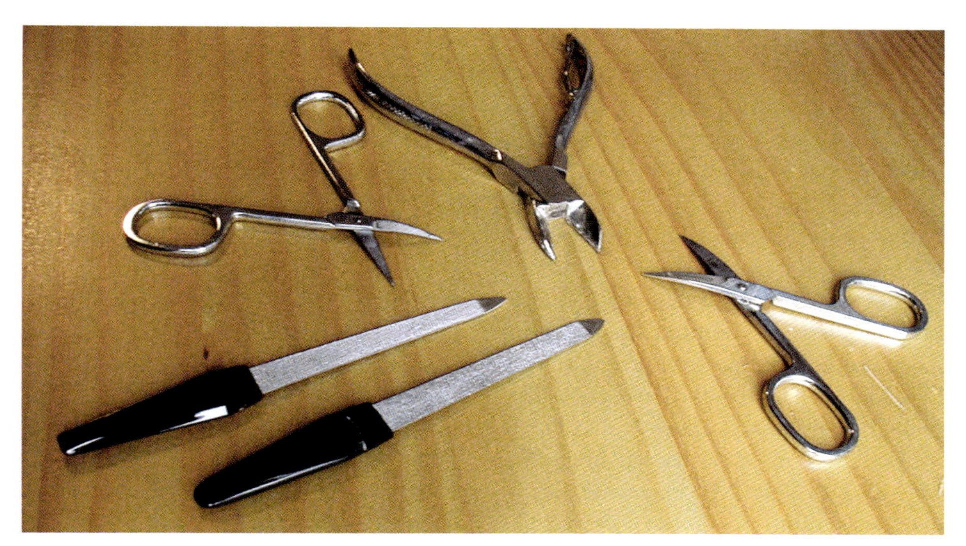

Abb. 9.3: Ungeeignete Instrumente zur Fußpflege

ne gesicherte Behandlung, weil auch dort eine erhöhte Verletzungsgefahr bleibt.

Verletzungsgefahr besteht natürlich auch durch Wärmflaschen oder Heizdecken. Immer wieder mussten wir schon erleben, dass eine bzw. ein Betroffene(r) sich eine heiße – oder wie man gemeint hat warme – Wärmflasche auf die Füße gelegt hat und erst am nächsten Morgen eine erhebliche Verletzung bemerkte. Deshalb sind auch Wärmflaschen bzw. Heizdecken nicht für Menschen mit Diabetes geeignet.

Besonders wichtig erscheint es, dass die Füße **täglich** leicht mit Bimsstein be-

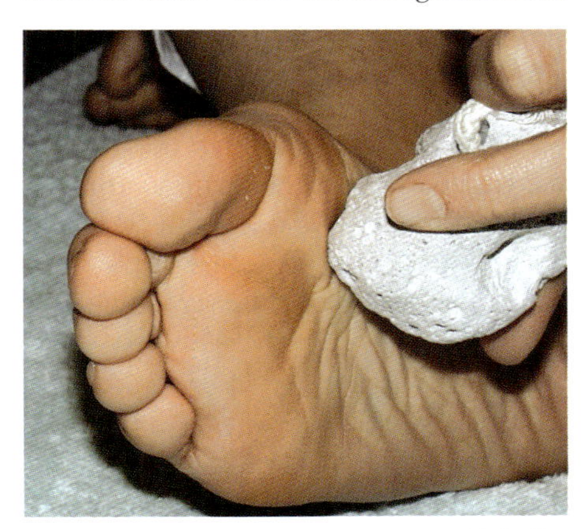

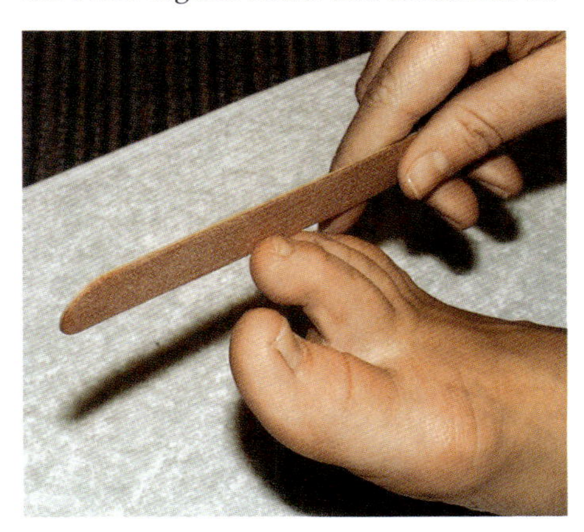

Abb. 9.4: Geeignete Instrumente zur Fußpflege

arbeitet werden. Auch die Fußnägel sollten **täglich** mittels einer **abgerundeten Feile** gepflegt werden. Auch hier gilt, dass Nagelscheren, sogenannte Klips oder auch spitze Feilen zu Verletzungen führen können, dabei muss es das Ziel sein, durch eigene Leistung Verletzungen der Füße zu vermeiden.

Die Betonung auf **tägliche Behandlung** der Füße ist besonders wichtig, denn jeden Tag ist eine neue Verletzung möglich, die zu dem gefürchteten diabetischen Brand führen kann.

An dieser Stelle sei darauf hingewiesen, dass es sehr hilfreich wäre, wenn man das gesamte Sortiment an verletzenden Utensilien zur Fußbehandlung aus dem Badezimmer entfernte. So käme man gar nicht in die Versuchung, diese vielen, nicht geeigneten Instrumente zur täglichen Fußpflege zu benutzen.

Zur Inspektion der Füße gehört die Betrachtung der gesamten Haut, d. h. auch der Areale zwischen den Zehen, auch die Betrachtung der Fußsohle gehört zur vollständigen Untersuchung.

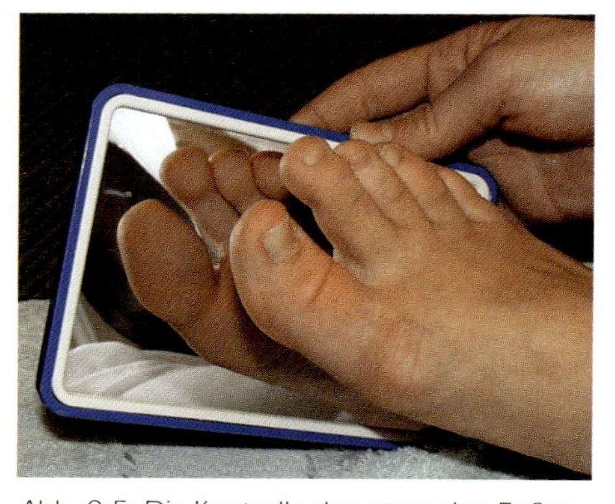

Abb. 9.5: Die Kontrolle des gesunden Fußes

Wenn nun durch eingeschränkte Gelenkigkeit dies nicht mehr möglich ist, dann kann man unter Zuhilfenahme eines Spiegels die Füße von allen Seiten betrachten. Eine ebenso gute wie praktische Möglichkeit ist es, dass der oder die Partner(in) in die tägliche Begutachtung und Pflege der Füße eingebunden ist.

Sollten Fußbäder geplant sein, dann sind Badezusätze eher schädlich als hilfreich zu bewerten. Die meisten Badezusätze werden mit alkoholischen oder Seifen-Anteilen hergestellt. Diese laugen die Haut aus und fördern die Bildung von Rissen, in die dann Bakterien eindringen können. Reines Wasser mit einer **kontrollierten** Temperatur nicht über 35° Celsius ist immer noch das Beste. Dieses Bad soll auf keinen Fall länger als drei Minuten dauern, da sonst die Gefahr einer sogenannten „Waschfrauenhaut“ entsteht. Danach sollen die Füße gut abgetrocknet werden – verständlicherweise auch zwischen den Zehen.

Anschließend sollte man die Füße eincremen. Die Wahl der Creme sei jedem überlassen (Penatencreme oder Nivea sind ebenso gut wie teurere Produkte). Nicht geeignet sind Melkfett oder Vaseline, weil sie nicht in die Haut eindringen können und ggf. kleine Risse luftdicht abdecken, so dass sich hier die gefährlichen Bakterien sogar besser entwickeln können.

Nach vollständiger Pflege und Kontrolle mag man sich wieder ankleiden. Dabei sind sowohl weiche Strümpfe oder Socken angesagt als auch weiche Schuhe. Die Strümpfe bzw. Socken dürfen keine

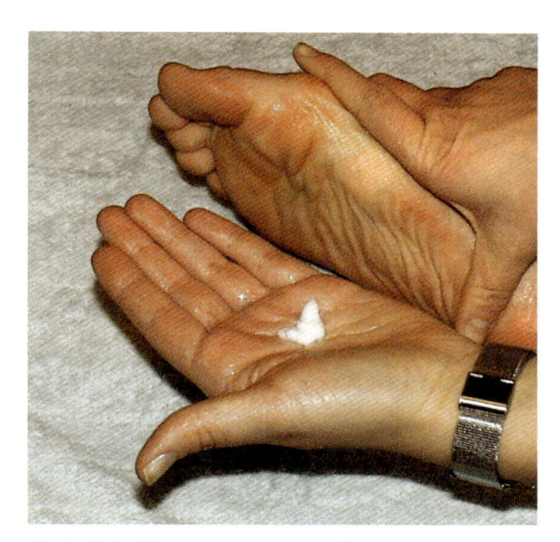

Abb. 9.6: Eincremen der Füße

starken Nähte oder beengenden Ränder aufweisen. Am besten sind spezielle völlig nahtlose Strümpfe. Auch ist die Bildung von Falten zu vermeiden – diese können zu Druckstellen führen. Bezüglich der Schuhe ist es am günstigsten, wenn man sich an einen orthopädischen Schuhmacher wendet, der sich mit der Schuhversorgung für Diabetiker auskennt. Diese speziellen Schuhmachermeister müssen zunächst eine Ausbildung absolvieren, erst danach sind sie in der Lage, die Besonderheiten der Schuhversorgung von Diabetikern zu erkennen. Hier kann man Konfektionsschuhe erwerben, die durchaus einen günstigeren Effekt auf die Füße haben als viele andere Produkte.

In den Schuhen dürfen keine Nähte sein, an denen man sich scheuern kann und eine Kappe an der Spitze des Schuhs ist ebenfalls problematisch. Das Erfreulichste ist, dass es inzwischen Weichschaumeinlagen gibt, die bei fast allen Krankenkassen verordnungsfähig sind. Durch diese hochwertigen Einlagen können Druckstellen vermieden werden.

Wer alle Hinweise berücksichtigt, angefangen von der täglichen Selbstkontrolle bis zu geeigneten Maßnahmen der Fußpflege, kann sicher sein, dass sich die Gefährdung des Fußes bereits deutlich verringert. Gerade an den Füßen kann man sehen, dass Kontrolle und Pflege einen wesentlichen Teil der Behandlung darstellen.

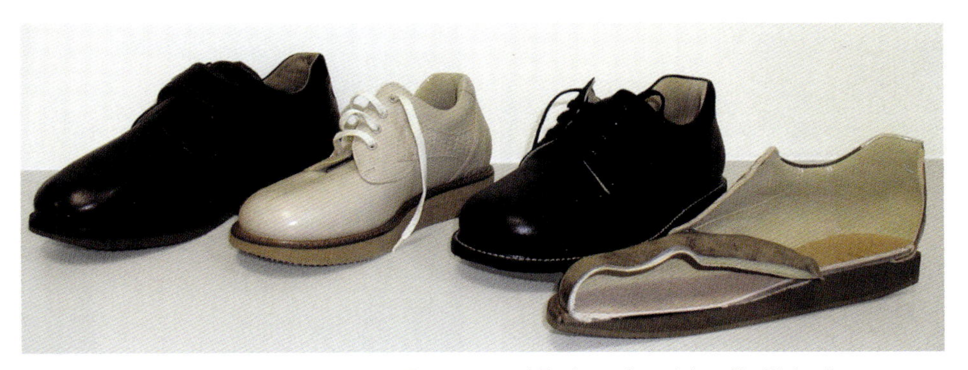

Abb. 9.7: Beispiele von Schuhwerk (Fa. Thanner und Fa. Lucro), welches für Diabetiker geeignet ist (rechts: Schnitt durch einen Schuh der Fa. Thanner)

10. Kontrolle der Spritzstellen

Wenn man sich keine großen Gedanken beim Spritzen macht, dann injiziert man das Insulin immer an die gleichen Stellen. Das Insulin besitzt aber mehrere Wirkungen. Neben seiner bekannten Hauptwirkung sorgt das Insulin auch dafür, dass Fett in die Fettzellen hineingelangen kann. Wenn also immer wieder Insulin an ein und dieselbe Stelle injiziert wird, dann entwickeln sich im Bereich des dort ansässigen Unterhautfettgewebes Verdickungen, die aus „Insulin-gemästeten" Fettzellen bestehen.

Diese Stellen beeinträchtigen nun aber nicht nur das Aussehen, sondern sorgen auch für eine geänderte Insulinempfindlichkeit. Wenn immer wieder an diese Stellen das Insulin platziert wird, dann wird es immer langsamer aufgenommen und es bedarf immer mehr Insulins, um zu einer normnahen Stoffwechselsituation zu gelangen.

Sollte dann aber – scheinbar aus Versehen – einmal eine andere Stelle zur Injektion benutzt werden, dann kann dieser Wechsel zu heftigen Unterzuckerungen führen. Diese Reaktion ist unabhängig vom Insulin, jedes Insulin kann dieses Problem hervorrufen, d. h. ein Wechsel zu einem anderen Insulin aus diesen Gründen wäre unsinnig. Auch ist das Problem unabhängig von der Therapieform, d. h. ob Insulinpumpe, ICT oder konventionelle Insulintherapie – überall kann diese Lipohypertrophie – so der Fachbegriff für diese Verdickung – auftreten.

Die Lieblingsstellen der meisten Insulinbehandelten liegen rechts und links

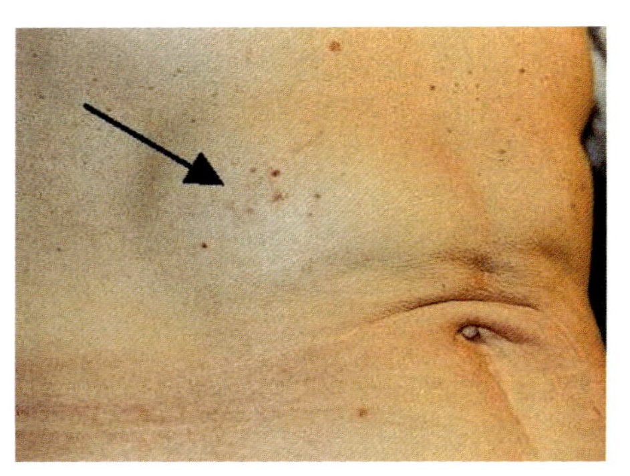

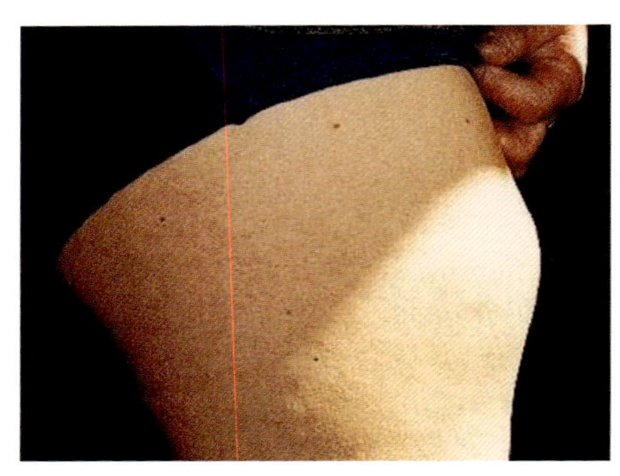

Abb. 10.1: Typische Verdickungen an Spritzstellen, die zu häufig benutzt werden (links am Bauch, rechts am Bein (nach Unterlagen der Firma Becton-Dickinson)

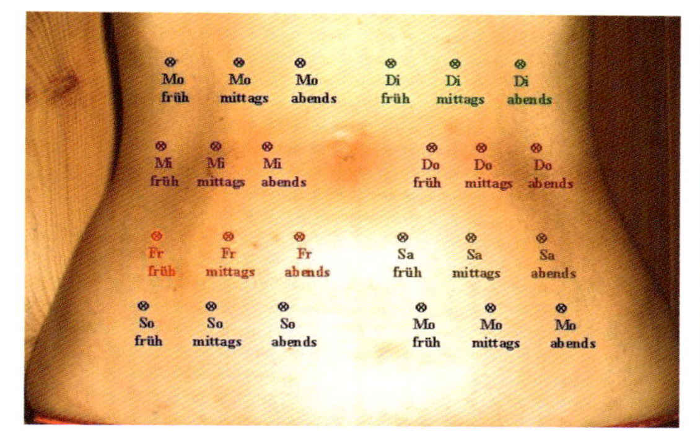

Abb. 10.2: Spritzkalender: sinnvoller Wechsel der Spritzstellen (links: kurzwirksames Insulin am Bauch, rechts: basales Insulin am Oberschenkel (an den anderen Tagen wird in das andere Bein gespritzt))

unter bzw. oberhalb des Bauchnabels. Ja man kann sogar erkennen, ob jemand Links- oder Rechtshänder ist, wenn er oder sie aus lauter Gewohnheit immer an die gleichen Stellen spritzt.

Um also Probleme an den Spritzstellen zu vermeiden, ist es einerseits notwendig, diese täglich zu kontrollieren. Das betrifft besonders auch jene, die sich ihr Insulin mit Hilfe einer Insulinpumpe zuführen, weil der Katheter in der Regel ein bis zwei Tage an der gleichen Stelle des Fettgewebes liegt. Diese Kontrolle ist völlig ohne Aufwand: einfach anschauen, wenn man sich an- oder auskleidet. Man muss nur daran denken!

Andererseits ist es sinnvoll, sich eine Strategie für das Spritzen zurechtzulegen. Zum richtigen Spritzen des Insulins gehört deshalb die Führung eines **„Spritzkalenders“**. Dies bedeutet, dass der regelmäßige Wechsel der Spritzstellen ein Garant dafür ist, eine Verdickung an den Spritzstellen zu vermeiden. Mit diesem Spritzkalender ist nicht gemeint, dass man zwei, drei vier Lieblingsstellen hat, die man täglich traktieren kann, sondern es handelt sich um ein Spritzsystem, nach dem der Bauch bzw. die Oberschenkel bearbeitet werden können. Mit diesem System erfolgt also eine bewusste Injektion des Insulins nach einem Plan.

Das ist ganz einfach. Die meisten von uns kennen das Spiel „Schiffe versenken“. Stellen Sie sich vor, man würde dieses Spiel auf die gesamte Bauchoberfläche übertragen. Einige Stellen lässt man sinnvollerweise aus, wie z. B. den Bauchnabel und gegebenenfalls vorhandene Narben. Ansonsten beginnt man aber ganz oben links oder rechts und spritzt das Insulin zur jeweils nächsten Injektion im Abstand von wenigen Zentimetern zur vorigen Spritzstelle.

Mit dieser Kleinigkeit und der immer schnell durchgeführten Kontrolle kann man einen wesentlichen Beitrag zur Verbesserung der Stoffwechselführung (und auch für ein angenehmes Äußeres der Hautoberfläche) leisten.

11. Selbstkontrolle bei diabetesbedingten Notfällen

Von diabetesbedingten Notfällen muss ausgegangen werden, wenn die Blutzuckerwerte gegenüber der Norm entweder zu niedrig oder viel zu hoch sind. Aus diesem Grunde müssen diese beiden häufigsten Möglichkeiten getrennt voneinander diskutiert werden. Alle möglichen Notfälle, nicht durch, sondern bei Diabetes mellitus können hier allerdings nicht dargestellt werden.

Die Unterzuckerung und die akute Stoffwechselentgleisung sind die häufigsten diabetesbedingten Komplikationen.

11.1. Die Unterzuckerung

Für die Unterzuckerung gibt es viele Namen: Hypoglykämie ist die wissenschaftliche Bezeichnung, davon leitet sich im allgemeinen Sprachgebrauch „die Hypo" ab. Doch auch die Bezeichnung „Schock" wird im Rahmen der Unterzuckerung gebraucht, vor allem deshalb, um im deutschen Sprachgebrauch eine Unterscheidung von den Zuständen bei hohen Blutzuckerwerten, dem Koma, zu garantieren.

Eine Unterzuckerung wird definiert als ein Blutzuckerwert unter 50 mg/dl (2,7 mmol/l). Als Ursache kommen in Frage:

- zuviel Insulin gespritzt
- zuviel Bewegung und
- zuwenig Kohlenhydrate

Eigentlich kommt eine Unterzuckerung nur dann zustande, wenn alle drei Faktoren nicht zusammenpassen. Bezüglich des Insulins ist es allerdings völlig belanglos, ob das Insulin gespritzt wurde oder aufgrund der Tablettenwirkung durch die Bauchspeicheldrüse selbst produziert wurde – zuviel ist zuviel.

Dass Insulin Unterzuckerungen herbeiführen kann, dürfte allen klar sein. Wir verfügen jedoch auch über andere Medikamente, die in der Lage sind, Einfluss auf die Stoffwechselsituation zu nehmen.

Fünf Medikamentengruppen stehen uns derzeit im Rahmen der Therapie zur Behandlung des Typ-2-Diabetes zur Verfügung:

- Acarbose
- Metformin
- Glitazone
- Sulfonylharnstoffe
- Glinide

Acarbose (z. B. Glucobay®), Metformin (z. B. Glucophage®) und Glitazone (z. B.

Avandia®) sind aufgrund ihrer Wirkung nicht in der Lage, Insulin aus der Bauchspeicheldrüse freizusetzen. Daher können diese drei Substanzen, die sich aber in der Wirkung wiederum so deutlich unterscheiden, dass man sie sogar kombinieren kann, alleine keine Unterzuckerungen verursachen.

Dagegen kann das immer noch allzu häufig eingesetzte Glibenclamid (Euglucon®) den Blutzucker durch Freisetzung des körpereigenen Insulins direkt senken, so dass gar nicht so selten Unterzuckerungen beschrieben worden sind. Wichtig ist zu wissen, dass diese Hypoglykämien oft weitaus schwerer und anhaltender verlaufen als diejenigen, für die das Insulin verantwortlich ist. Das Glimepirid (Amaryl®) verursacht dagegen weit weniger Unterzuckerungen und scheint daher günstiger zu sein. Gleiches trifft auch auf die Glinide (Novonorm® oder Starlix®) zu, die nur eingenommen werden, wenn auch gegessen wird.

Zusätzlich kann bekanntermaßen Alkohol die Entwicklung einer Unterzuckerung unterstützen, Alkohol alleine löst jedoch nur extrem selten Hypoglykämien aus.

Nun verfügt der Mensch über Unterzuckerfrühwarnsymptome. Mit diesem langen Wort verbinden sich eine Reihe an Anzeichen, die bereits vor dem Nachweis einer definierten Unterzuckerung bei den meisten Betroffenen in Erscheinung treten.

Es ist wichtig zu wissen, dass es ähnliche Symptome wie bei einer Unterzuckerung geben kann, ohne dass eine solche vorliegt. Man stelle sich folgende Situation vor:

Jemand hat einen Gruselfilm gesehen und muss auf dem Nachhauseweg am Friedhof vorbei gehen. Zufällig raschelt ein Igelchen im Laub.... Typischerweise werden in diesem Fall die „Stresshormon-abhängigen“ Anzeichen auftreten mit: Schwitzen, Zittern, weichen Knien, Blässe und Herzjagen.

Sicher ist dies eine Situation, in der auch der geschulte Diabetiker nicht sofort an TESTEN denkt, aber oft genug kommen Gelegenheiten, in denen man eben nicht unterscheiden kann, ob nun gerade ein Schock im Anmarsch ist oder nicht. Gerade dann heißt es aber:

Erst messen – dann essen

Sicher, es gibt auch Diabetologen, die gegenteiliger Ansicht sind. Aber es hat sich bewährt, zunächst einmal nach dieser Weise zu verfahren, denn bedauerlicherweise gibt es Menschen, die durch ihre subjektiven Empfindungen sich geradezu unterzuckert fühlen, um Süßigkeiten unkontrolliert essen zu können. Gar nicht selten handelt es sich in solchen Fällen um Betroffene, die hinsichtlich ihres Gewichtes erhebliche Probleme aufweisen. Wenn diese in einer vermeintlichen Unterzuckerung immer und immer essen, dann ergeben sich langfristig Probleme, die weitreichender sind als die Bewältigung der akuten Situation.

Wir sind der Ansicht, dass es sicher Einzelfälle gibt, bei denen erst gegessen und dann gemessen werden sollte. Hier sollte jedoch das Behandlungsmanagement mit dem einzelnen Betroffenen besprochen worden sein.

Messen in einer Situation des Unterzuckers ist immer notwendig – auch hier geht es um die Sicherheit des Betroffenen, und wir können heute, da die Messdauer auf wenige Sekunden reduziert werden konnte, dank dieser Messgeräte auch die Situation der Hypoglykämie besser beherrschen.

Natürlich sollen Unterzuckerungen vermieden werden. Es hat sich bewährt, diese auch im Testheft, beispielsweise durch ein Blitzzeichen, zu markieren. Gerade die sichtbare Markierung einschließlich der Dokumentation mit Zeitangabe ermöglicht es, bei eventuellen Wiederholungen einer Unterzuckerung mit der Reduktion des entsprechenden Insulins zu reagieren.

Sicherheit vor Unterzuckerungen können natürlich durchgeführte Messungen geben:

- vor dem Fußballspiel
- vor der Fahrradtour
- vor der Autofahrt
- nach zwei Stunden Autofahren
- vor, nach .... (viele andere Beispiele)

Natürlich sind die Werte zu dokumentieren.

Für manchen vom Diabetes betroffenen Autofahrer hat es sich bewährt, ein Blutzuckerfahrtenbuch zu schreiben. Insbesondere mag dies bei Betroffenen zutreffen, die zuvor schon einmal einen Unfall verursacht hatten und die dadurch in eine schwierige gesetzliche Lage hineingeraten sind. Wir haben mit dieser Auflage mehr Erfolg bei den Behörden als durch ein Fahrverbot, welches durchaus diskriminierend und für manchen Diabetiker sogar existentiell sein kann.

In der Diagnostik von Unterzuckerungen versagt die Harnzuckerkontrolle vollends, da durch diese Methode ausschließlich Blutzuckerwerte der Vergangenheit beschrieben werden. Der aktuelle Blutzuckerwert kann nicht dargestellt werden, und zudem ist die Harnzuckermessung ausschließlich dafür geeignet, festzustellen, ob innerhalb eines Zeitraumes mehrerer Stunden der Blutzucker zu hoch war und über die „Nierenschwelle“ gelangt ist.

Am Beispiel der Unterzuckerung zeigt sich allein durch die schnelle Messung der beachtliche Vorteil des Einsatzes von Blutzuckermessgeräten und der damit in die Diabetestherapie eingezogene Fortschritt. Es ist kaum zu verstehen, dass es immer noch Krankenkassen gibt, die bei der Verordnung von Blutzuckermessgeräten ein augenärztliches Gutachten über Farb- und Sehschwäche einfordern, um anstelle der dem heutigen Standard entsprechenden Blutzuckermessung auf die kaum mehr übliche visuelle Blutzuckerbestimmung oder gar auf die Harnzuckermethode auszuweichen.

11.2 Die Stoffwechselentgleisung

Eigentlich sollte man, wenn man schon von Hypoglykämie redet, auch von einer Hyperglykämie reden, aber im Gegensatz zum Unterzucker ist dieses Geschehen nie scharf definiert worden, bei welchem Wert eine gefährliche Überzuckerung beginnt. Schließlich ist eine Überzuckerung bereits ein Wert der über den Normbereich hinausragt, also ein Wert, über 140 mg/dl (7,8 mmol/l). Sicherlich kann man auf der Suche nach einem Grenzwert der Empfehlung folgen, die bei Werten über 300 mg/dl (16,7 mmol/l) auf den älteren MediSense-Geräten (z. B. *MediSense Card Sensor*) durch Blinkanzeige zu lesen war: K E ... das bedeutet: Überprüfen Sie die Ausscheidung von Aceton bzw. die Ketonkörper im Urin (vgl. Abschnitt 6).

Sie wissen sicherlich, dass es Betroffene gibt – vor allem solche mit einem Typ-2-Diabetes, die sich kurzfristig auch bei Werten von 400 - 500 mg/dl (22,2 - 27,8 mmol/l) noch sehr wohl fühlen. Andererseits können akute Stoffwechselentgleisungen bereits bei diesen Werten möglich sein. Typ-1-Diabetiker sind hier wesentlich stärker durch eine Ketoazidose gefährdet als ältere Typ-2-Diabetiker (auch ohne nennenswerte eigene Insulinproduktion), die oft mit extrem hohen Werten daherkommen und außer Schwindel subjektiv keine wesentlichen Beschwerden aufweisen.

Durch die Möglichkeit der Blutzuckerselbstkontrolle, insbesondere wenn diese regelmäßig durchgeführt wird, und das damit verbundene Wissen über die Gefahr einer Ketoazidose ist das Auftreten der diabetischen Komata *(Mehrzahl von Koma (griechisch))* deutlich zurückgegangen. Ja man kann die diabetische Stoffwechselentgleisung sogar als Rarität ansehen. Trotzdem stellt jede schwere Stoffwechselentgleisung immer noch eine tödliche Gefahr dar. Auch heute noch im Zeitalter der Hightech-Medizin muss jedes diabetische Koma als Fall für die Intensivstation eingeordnet werden, und immer noch sterben fast 10 % der Betroffenen, die in ein Koma hineingeraten.

Aufgrund dieser Tatsache ist es auf jeden Fall ein medizinisches Ziel, das Auftreten von Komata zu vermeiden. Regelmäßige Blutzuckerkontrollen können das bewirken.

Bei jeder Stoffwechselentgleisung mit erhöhten Werten sollte zunächst einmal nach den Ursachen der Stoffwechselentwicklung gefragt werden:

Insbesondere Infekte bedürfen der verstärkten Aufmerksamkeit eines jeden Betroffenen, da in einer derartigen Situation der Stoffwechsel rasch entgleisen

Tabelle 11.1: Die 6 + 1-Regel (Ursachen für zu hohe Blutzuckerwerte)

zu wenig Insulin	zu viel Insulin
■ Ernährungsfehler ■ Bewegungsmangel ■ Infekte ■ Spritzfehler ■ Medikamente ■ keine Schulung	■ nach Unterzuckerung und unsachgemäßer Insulindosiserhöhung

kann. Diese Aussage gilt sowohl für Typ-1-Diabetiker als auch für Typ-2-Diabetiker, bei denen besonders Harnwegsinfekte die sonst gut kompensierte Stoffwechselsituation durcheinanderzubringen vermögen.

Ein kurzer Exkurs in die Möglichkeiten der akuten Stoffwechselsituation sei gestattet:

Wir unterscheiden zwei Formen der Stoffwechselentgleisung.

Typ-1-Diabetiker können gelegentlich sehr rasch in eine derartig lebensgefährliche Situation hineingeraten. Da bei Typ-1-Diabetikern neben der Erhöhung der Blutzuckerwerte die Fette im Insulinmangel sehr schnell mitverbrannt werden, entsteht bei Insulinmangel frühzeitig eine sogenannte **KETOAZIDOSE** mit der Gefahr eines ketoazidotischen Komas. Dieser Begriff rührt daher, dass im Rahmen der Fettverbrennung vermehrt Aceton oder Ketonkörper gewissermaßen „als Schlacken“ anfallen. Als eines der ersten klinischen Zeichen dieses Problems kommt es zu ***Übelkeit, Erbrechen*** und ***Bauchschmerzen.*** Andersherum darf man aber niemals daraus schließen, dass Übelkeit, Erbrechen und Bauchschmerzen immer auf die Stoffwechselentgleisung hinweisen müssen.

Die Folge dieser Tatsache ist also die Aufforderung, dass jeder Betroffene bei Auftreten solcher Anzeichen geradezu reflexartig an das **TESTEN** denken muss, um eine Unterscheidung zu treffen, ob diese durch die entgleisende Stoffwechsellage entstanden oder Folge eines verdorbenen Magens sind.

Auf gar keinen Fall darf bei Übelkeit, Erbrechen und Bauchschmerzen ohne Testung das Insulin weggelassen oder reduziert werden, weil durch diesen Fehler die Katastrophe unvermeidlich ist.

Also ist das **TESTEN**, d. h. die Selbstkontrolle, die Voraussetzung für die ausreichende Behandlung einer akuten Stoffwechselentgleisung. Natürlich kann in jedem Fall und in vielen Ländern ein Arzt oder auch eine Klinik hinzugezogen werden.

Die Stoffwechselentgleisung bei Betroffenen mit Typ-2-Diabetes entwickelt sich oft sehr langsam und unbemerkt. Klinische Anzeichen fehlen gelegentlich völlig, manchmal klagt ein Betroffener über Durst, Juckreiz, Schwindel oder nur über nächtliche Krämpfe. Natürlich können auch plötzlich auftretende neuropathische Beschwerden mit „Ameisenlaufen“, Kribbeln in Händen und Füßen – insbesondere wenn man sich ins warme Bett legt – Ausdruck dieses Geschehens sein. Da der Blutzucker langsam steigt, oft ohne das Anfluten von Aceton, heißt es: hyperosmolare, nicht-ketoazidotische Stoffwechselentgleisung.

Diese hochakute Erkrankung geht oft mit extrem hohen Blutzuckerwerten einher. Sobald man eine derartige Entgleisung festgestellt hat, sollte die Behandlung in einer Klinik erfolgen, damit die Wasser- und Mineralhaushaltsentgleisung möglichst langsam und effektiv ausgeglichen werden kann.

Diese Form der Erkrankung zeigt nachdrücklich, dass die Blutzuckerselbstkontrolle immer einen beachtlichen

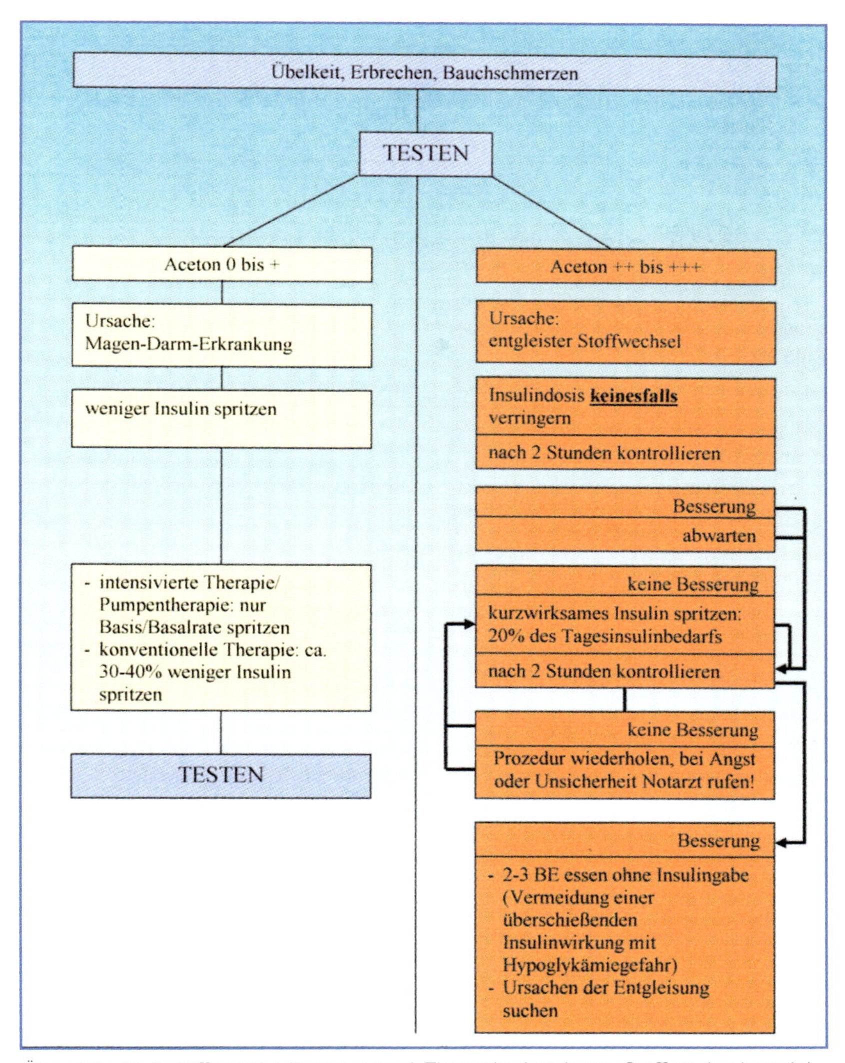

Übersicht 11.1: Differentialdiagnose und -Therapie der akuten Stoffwechselentgleisung bei Typ-1-Diabetikern

Schutz vor einer lebensgefährlichen Situation bieten kann.

Selbst die gut dokumentierte regelmäßige Harnzuckerkontrolle kann keine Garantie dafür sein, dass jede nachhaltige Verschlechterung bemerkt wird.

12. Welche Messungen sind für wen geeignet?

Die Selbstkontrolle und dabei speziell die Kontrolle des Stoffwechsels ist ein wichtiger Bestandteil der Diabetesbehandlung. Sie erst ermöglicht es dem Diabetiker zu überprüfen, ob die ärztlichen und seine eigenen Bemühungen zur Beherrschung der Erkrankung im Alltag von Erfolg gekrönt sind. Weiterhin bildet die Stoffwechselselbstkontrolle die unabdingbare Voraussetzung für eine selbstständige Therapieanpassung durch den Betroffenen, angefangen beim gezielten Einsatz körperlicher Bewegung über eine blutzuckerabhängige Variation der Kohlenhydrataufnahme bis zur selbstständigen Anpassung der Insulindosis.

Allerdings ist eine erfolgreiche Selbstkontrolle ohne eine ***gründliche Schulung*** **über das Wesen und die Zusammenhänge der jeweils vorliegenden Diabeteserkrankung und der hiervon abgeleiteten Therapieprinzipien** nicht denkbar. Wie auch Schulung nicht als etwas Einmaliges, Abgeschlossenes begriffen werden sollte, sondern als etwas Erkrankungsbegleitendes, muss auch die Selbstkontrolle jeweils neu den situativen Erfordernissen, aber auch den mentalen und emotionalen Möglichkeiten angepasst werden, wenn sie nicht zum bloßen „Selbstzweck" werden soll.

Ob Selbstkontrolle als ein Ausdruck der eigenen Autonomie im Umgang mit der Erkrankung erlebt werden kann oder als verlängerte ärztliche „Kontrollinstanz", ist weiterhin von der Akzeptanz der Erkrankung sowie von der Erfahrung und Kompetenz im Umgang mit ihr abhängig.

„Es ist besser, den Diabetes zu beherrschen, als dass dieser einen selbst beherrscht" wäre daher ein wichtiges Idealziel nicht zuletzt der ärztlichen Führung und Betreuung von Diabetikern. In einem Klima von wirklicher Partnerschaft und verstehend-beratender Haltung des Arztes wird schließlich erst die Offenheit und Angstfreiheit möglich, die nötig ist, um auch zu Schwächen stehen zu können, die sich unter Umständen hinter zeitweilig erhöhten Blutzuckerwerten verbergen.

Da jede Diabeteserkrankung ihren eigenen Verlauf und jeder Patient seine eigenen psychosozialen Bedingungen hat, sollte jede „kunstgerechte" Therapie diese individuellen Eigenarten berücksichtigen. Dementsprechend kann es allgemeine, für jeden einzelnen für immer gültige Ratschläge zur Selbstkontrolle nicht geben.

Da Selbstkontrolle – nicht nur aus Kostengründen – nicht zum bloßen Selbstzweck werden sollte, kann lediglich eine allgemeingültige Regel aufgestellt werden, die lautet: **„So häufig wie nötig, so selten wie möglich!“** Dieser vielleicht banal klingende Satz meint vor allem einen flexiblen Umgang mit der Selbstkontrolle.

So mag zum Beispiel ein übergewichtiger, rein diätetisch eingestellter 75-jähriger Typ-2-Diabetiker mit einer täglichen Harnzucker-Messung vor dem Mittagessen seinen Stoffwechsel im Allgemeinen ausreichend kontrollieren. Im Falle eines fieberhaften Infektes wäre eine Steigerung der Kontrollen mit Bestimmungen morgens, mittags, abends und vor dem Schlafengehen sinnvoll, um eine mögliche Entgleisung rechtzeitig feststellen zu können.

Im umgekehrten Falle wird eine junge schwangere Typ-1-Diabetikerin, die während der Gravidität siebenmal und häufiger ihren Stoffwechsel kontrolliert, um durch Anpassung der Insulindosis Normoglykämie zu garantieren, später nach der Entbindung möglicherweise erneut mit vier bis fünf täglichen Blutzuckermessungen auskommen.

Dennoch soll im folgenden versucht werden, einige allgemeine Vorschläge zur Selbstkontrolle bei den einzelnen Diabetestypen zu machen.

12.1 Typ-2-Diabetiker ohne Insulin

Typ-2- und Typ-1-Diabetes sind von ihrer Krankheitsentstehung her zwei völlig verschiedene Erkrankungen. Charakteristisch ist beim Typ-2-Diabetes zunächst eine Unfähigkeit der Gewebe, auf das eigene vorhandene Insulin adäquat zu reagieren, d. h. das Insulin wirkt nicht richtig. Dieses Problem beantwortet die Bauchspeicheldrüse mit der Bildung und Freisetzung von höheren Insulinmengen. Nach einigen Jahren bis Jahrzehnten erschöpft sich die Bauchspeicheldrüse schließlich, ein Insulinmangel ist die Folge. Der Patient muss diesen Insulinmangel beheben, indem er Insulin von außen zuführt, d. h. spritzt. Die Insulinbehandlung des Typ-2-Diabetikers steht also am Ende eines meist Jahre dauernden Krankheitsprozesses. Die leider oft selbst noch unter Ärzten zu findende Haltung, den Typ-2-Diabetes vor seiner Insulinpflichtigkeit nicht richtig ernstzunehmen, führt dazu, dass bei vielen Patienten sonst vermeidbare Folgekrankheiten an Augen, Nieren und Nerven Lebensqualität und Lebenserwartung einschränken.

Daher muss, entsprechend dem individuellen Therapieziel, auch der rein diätetisch eingestellte Typ-2-Diabetiker möglichst einen normalisierten Stoffwechsel haben, d. h. gut eingestellt sein: Die gute Einstellung überwacht er mit der Selbstkontrolle, der ärztlich ermittelte HbA_{1c}-Wert kann die Eigenleistungen nur bestätigen.

Der Typ-2-Diabetiker leidet in der Regel neben dem Diabetes an weiteren Erkrankungen: Oft bestehen zusätzlich Fettstoffwechselstörungen, Bluthochdruck und Übergewicht, ergänzt durch eine Erhöhung der Harnsäure. Dieser Zusammenhang wird bekanntlich auch metabolisches Syndrom genannt. Da alle diese Erkrankungen eine oder mehrere gemeinsame Ursachen haben, ist auch ihre Behandlung als Komplex anzusehen. Gleiches trifft auf die Selbstkontrolle zu.

Viele Typ-2-Diabetiker sind übergewichtig. Die kontrollierte Gewichtsabnahme ist daher ein ganz wesentlicher Bestandteil der Therapie und damit die Basis der Selbstkontrolle. Ohne Gewichtsabnahme wird sich in aller Regel auch keine gute Stoffwechseleinstellung erzielen lassen. **Einmal pro Woche sollte das Körpergewicht kontrolliert werden.** Tägliche Messungen führen aufgrund von normalen Schwankungen des Körpergewichts eher zu Frustrationen bei den Betroffenen. Die Führung einer Gewichtskurve, in der das angestrebte Gewicht als Zielwert eingetragen wird, macht Teilerfolge sichtbar und fördert die Motivation.

Besteht ein **Bluthochdruck**, so sollten **tägliche Messungen mit eigenem Gerät** unter häuslichen Bedingungen durchgeführt und dokumentiert werden. Auch in der Hochdrucktherapie gibt es Möglichkeiten, mit Medikamenten akut erhöhte Werte gezielt zu korrigieren. Diese kann der ausreichend geschulte Patient selbst anwenden.

Falls der Betoffene, bedingt durch eine Schädigung der Nerven an den Füßen eine Gefühlsarmut beklagen muss, ist deren tägliche Kontrolle ein ganz wichtiger Punkt der Selbstkontrolle. Nur so lässt sich ein diabetisches Fußsyndrom vermeiden.

Basis der **Stoffwechselkontrolle** beim älteren, **nicht-insulinpflichtigen Typ-2-Diabetiker** bildet die **Harnzuckerselbstkontrolle.** Diese setzt eine **normale Nierenschwelle** voraus. Bei einer normalen Nierenschwelle tritt oberhalb eines Blutzuckers von 180 mg/dl (10 mmol/l) Traubenzucker in den Urin über und kann dort gemessen werden. Andererseits sollten die Blutzuckerwerte auch beim nicht-insulinpflichtigen Diabetiker nach dem Essen (postprandial) nicht über 180 mg/dl (10 mmol/l) liegen. Aufgrund der verminderten Insulinempfindlichkeit werden meist nach dem Frühstück die höchsten postprandialen Blutzuckerwerte im Tagesverlauf gemessen. Befindet sich demnach im zwei bis vier Stunden nach dem Frühstück gelassenen Urin kein Harnzucker, ist die Diabeteseinstellung meistens gut. Nach heutigen Vorstellungen sollte es gerade bei Patienten, bei denen es gilt, Folgekrankheiten zu vermeiden, zusätzlich regelmäßige Blutzuckerkontrollen geben. Allerdings sollten diese Kontrollen nicht täglich stattfinden, sondern **aller 14 Tage** bedarf es der **Durchführung eines Blutzuckertagesprofils**, so dass pro Quartal 50 Blutzuckerteststreifen durchaus als ausreichend angesehen werden können.

Alle Patienten, die jedoch aufgrund der Behandlung Unterzuckerungen erleiden können, sollten die Blutzuckerselbstkontrolle anwenden. Dies gilt neben **insulinbehandelten Typ-2-Diabetikern** auch für **Patienten,** die **mit Sulfonylharnstoffen** (Euglucon®) **oder Gliniden** (Starlix®, Novonorm®) therapiert werden.

Diese Präparate wirken nämlich direkt an der Betazelle der Bauchspeicheldrüse, wo sie die Insulinfreisetzung stimulieren. Da diese Insulinfreisetzung unabhängig von der Glukoseaufnahme durch die Mahlzeiten erfolgt, kann es zum Beispiel beim Verschieben von Mahlzeiten oder bei vermehrter körperlicher Betätigung, aber auch bei Alkoholgenuss zu Unterzuckerungen kommen. Aufgrund der Wirkdauer der Präparate ist die Unterzuckerungsgefahr bei morgendlicher Einnahme besonders in den Mittagsstunden und frühen Nachmittagsstunden gegeben. Unterzuckerungen können unter der Therapie mit blutzuckersenkenden Medikamenten sehr schleichend verlaufen, so dass sie vom Betroffenen nicht oder nicht eindeutig erkannt werden. Daher ist es sinnvoll, bei Bedingungen, die Unterzuckerungen zur Folge haben können, z. B. bei deutlich gesteigerter körperlicher Bewegung, zusätzlich zur Harnzuckerkontrolle bei deren negativem Ausfall (d. h. fehlendem Harnzuckernachweis) auch den Blutzucker messen.

Dagegen können Medikamente aus der Substanzgruppe der Biguanide (z. B. Glucophage®), der Glitazone (z. B. Actos®) oder mit dem Inhaltsstoff Acarbose (Glucobay®) keine Unterzuckerungen bewirken, da sie an den Zielgeweben bzw. im Darm ihre Wirkung entfalten. Patienten, die nur mit solchen Präparaten behandelt werden, brauchen daher in der Regel nicht ihren Blutzucker zu messen.

12.2 Typ-2-Diabetiker mit Insulin

Auch bei stabil mit Insulin eingestellten Typ-2-Diabetikern kann versucht werden zu **klären, ob die Harnzuckerkontrolle ausreicht**, um den Stoffwechsel zu kontrollieren. Die Anzahl der täglichen Messungen sollte individuell mit dem betreuenden Arzt festgelegt werden. Die Harnzuckerselbstkontrolle ist – zu Unrecht – ein bisschen in Vergessenheit geraten. Doch gerade bei systematischer Anwendung mit Protokollieren der Ergebnisse bietet sie einen genaueren Überblick über die Stoffwechsellage als tägliche unsystematische Blutzuckerselbstbestimmungen. Zudem ist sie für viele – gerade ältere Patienten – leichter durchzuführen. **Dennoch sollte jeder mit Insulin eingestellte Typ-2-Diabetiker auch Blutzuckerselbstkontrollen mit Teststreifen durchführen,** um z. B. Unterzuckerungen sicher zu erkennen.

Nicht zuletzt sind Art und Häufigkeit der notwendigen Selbstkontrolle von der Therapieform und vom Schulungsgrad des Patienten abhängig. Mit anderen Worten: Der Betroffene muss in der Lage sein, auf die Ergebnisse zu reagieren. So macht es wenig Sinn, z. B. viermal täglich – und das mehrere Tage lang – Blutzuckerwerte von über 200 mg/dl (11,1 mmol/l) zu messen und zu notieren, ohne in irgendeiner Weise darauf zu reagieren, sei es durch Überprüfung der Diät, durch Anpassung der Insulindosis oder durch Aufsuchen des betreuenden Arztes.

Weiterhin ist es für alle insulinspritzenden Diabetiker unablässig, sich **täglich die Spritzstellen** zu kontrollieren, um Hautveränderungen rechtzeitig festzustellen (und diesen konsequent mit einem systematischen Wechsel der Spritzstellen zu begegnen).

12.2.1 Typ-2-Diabetiker mit konventioneller Insulintherapie

Wie bereits mitgeteilt (Abschnitt 4), bestimmt auch die Form der Insulintherapie die notwendigen Kontrollen. Unter der konventionellen Insulintherapie, bei der die ein- bis zweimal täglich zu spritzende Insulindosis starr festgelegt ist, kontrolliert der Patient in der Regel die Stoffwechsellage. War das gespritzte Insulin gut auf die Kohlenhydrate (BEs) und die körperliche Bewegung abgestimmt, werden die Werte im Normbereich liegen, war es das nicht, werden die Werte entweder zu hoch oder zu niedrig sein. Der Patient lebt quasi seinem gespritzten Insulin hinterher.

Nur wenige mit einer konventionellen Insulintherapie eingestellte Patienten besitzen kurzwirksames Insulin und können somit ihren Blutzucker nach einem Korrekturschema gezielt in den gewünschten Zielbereich hinein absenken. Dieses Korrekturschema müsste speziell auf die Erfordernisse des einzelnen Patienten abgestimmt sein und ist abhängig von Faktoren wie Insulintagesbedarf und Insulinempfindlichkeit. So kann eine Einheit Normalinsulin den Blutzucker um 20 bis 60 mg/dl (1,1-3,3 mmol/l) senken, je nachdem, wie insulinempfindlich der Betroffene ist und zu welcher Tageszeit es gespritzt wird (die Insulinempfindlichkeit schwankt im Tagesverlauf, sie ist morgens eher gering, d. h. der Insulinbedarf ist hoch, während es in der Mittagszeit genau umgekehrt ist – hohe Insulinempfindlichkeit und entsprechend geringer Insulinbedarf).

12.2.2 Typ-2-Diabetiker mit intensivierter konventioneller Insulintherapie

Bei einer intensivierten Insulintherapie werden mahlzeitenbezogenes, sogenanntes prandiales oder Bolusinsulin, und mahlzeitenunabhängiges, sogenanntes Basalinsulin, getrennt.

Durch diese Trennung kann der Umgang mit der Erkrankung flexibler gestaltet werden: Mahlzeiten können hinsichtlich ihres Zeitpunktes und ihrer BE-Menge variiert werden, bei sportlicher Aktivität kann eine bessere Angleichung des Stoffwechsels erfolgen. Natürlich muss ein Patient, der eine intensivierte Insulintherapie durchführen will, durch eine ausführliche Schulung den selbstständigen Umgang mit ihr erlernen. Gerade berufstätige und/oder sportlich aktive Typ-2-Diabetiker werden sich zu dieser Form der Insulintherapie entschließen.

Besteht noch eine ausreichende Insulineigenproduktion, sind manchmal lediglich präprandiale Gaben von kurzwirksamem Insulin erforderlich, der mahlzeitenunabhängige Insulinbedarf wird dann durch die eigene Bauchspeicheldrüse realisiert. Erst wenn die eigene Insulinproduktion nicht mehr zur Deckung des basalen Insulinbedarfs ausreicht, muss auch solch ein Typ-2-Diabetiker dieses meist durch eine täglich zweimalige Injektion von Basalinsulin ersetzen.

Um die Vorteile der Flexibilität im Umgang mit der chronischen Erkrankung durch die Möglichkeit der gezielten Blutzuckerkorrektur voll ausnutzen zu können, sind bei dieser Therapieform **Blutzuckermessungen vor den Injektionen** unbedingt erforderlich. Eine **zusätzliche Blutzuckerbestimmung** vor dem Schlafengehen verringert das Risiko nächtlicher Hypoglykämien, **Harnzuckerkontrollen sind bei dieser Therapieform meist entbehrlich,** da das Therapieziel in der Regel in einer normnahen Blutzuckereinstellung liegen wird. Hierbei werden jedoch Nüchternblutzuckerwerte bis maximal 120 mg/dl (6,7 mmol/l) und postprandiale Blutzuckerwerte nicht über 160 mg/dl (8,9 mmol/l) angestrebt, also Werte, die üblicherweise unter der Nierenschwelle liegen.

Von Zeit zu Zeit, z. B. nach einer schwereren Erkrankung, bei Gewichtszu- oder -abnahme, aber auch im jahreszeitlichen Verlauf, muss der Bedarf an Basalinsulin und kurzwirksamem Insulin überprüft werden. Für die Kontrolle des Basalinsulins bieten sich halbtägige Fastenperioden an, in denen nichts gegessen und daher auch kein kurzwirksames Insulin, sondern lediglich das Basalinsulin gespritzt wird. Stimmt die Menge des basalen Insulins, so bleibt der Blutzucker während dieser Fastenperioden auf einem konstanten Niveau, d. h. er wird nicht wesentlich ansteigen oder abfallen. Dieses überprüft man durch engmaschige Blutzuckerkontrollen in ca. zweistündigem Abstand.

Ist während einer solchen Fastenperiode ein konstanter Blutzuckerverlauf über drei Messungen bewiesen, kann zusätzlich bestimmt werden, um wie viel eine BE Traubenzucker den Blutzucker ansteigen lässt. Nach Verzehr von einer BE Traubenzucker wird man hierzu den Blutzucker nach 15 und 30 Minuten messen. Umgekehrt kann man, ausgehend von stabilen Blutzuckerwerten während der Fastenperiode, gezielt austesten, um wie viel eine Einheit kurzwirksames Insulin den Blutzucker senkt. Auch hierzu wird der Blutzucker nach 30, 60 und gegebenenfalls 90 Minuten gemessen.

Stimmt das basale Insulin, können die pro BE morgens, mittags und abends erforderlichen Mengen an kurzwirksamem Insulin überprüft werden. Hierzu bestimmt man vor sowie anderthalb und drei Stunden nach der Mahlzeit den Blutzucker. Der Anderthalbstunden-Wert nach der Mahlzeit sollte, wenn das kurzwirksame Insulin richtig bemessen wurde, nicht über 160 mg/dl (8,9 mmol/l) liegen, der Dreistunden-Wert im Bereich des Blutzuckers vor dem Essen.

Solche Check-ups mit intensiveren Blutzuckerselbstmessungen sollten, unabhängig von den oben beschriebenen

Umständen, halbjährlich erfolgen, um die laufende Therapie zu überprüfen.

12.3 Typ-2-Diabetiker mit erhöhter Nierenschwelle

Für alle jüngeren Typ 2-Diabetiker, die eine erhöhte Nierenschwelle besitzen, d. h. bei 180 mg/dl (10 mmol/l) noch keinen Harnzucker ausscheiden, ist die **Harnzuckerselbstkontrolle** zur Stoffwechselüberprüfung **nicht geeignet**. Ist ein solcher Patient lediglich diätetisch eingestellt, wird man unter Umständen eine engmaschigere Überprüfung zur Stoffwechsellage beim Hausarzt empfehlen. Eine Selbstkontrolle ist in dieser Situation nur mit Blutzuckermessungen möglich.

12.4 Typ-1-Diabetiker

Der Typ-1-Diabetes ist das Ergebnis einer Autoimmunerkrankung, bei welcher der Körper Abwehrstoffe, sogenannte Antikörper, gegen die eigenen Inselzellen und das eigene Insulin bildet. Als Folge davon kommt die Insulineigenproduktion über eine relativ kurze Zeit (meist ein halbes bis zwei Jahre) völlig zum Erliegen. Die Stoffwechsellage wird daher in der Regel viel labiler sein als beim Typ-2-Diabetiker. Die Therapie und auch die Selbstkontrolle müssen dieser Labilität Rechnung tragen: Nur wenige Typ-1-Diabetiker lassen sich dauerhaft mit einer Insulintherapie mit zwei Injektionen eines Mischinsulins gut einstellen, weshalb diese Form nur die Ausnahme darstellen sollte. Entsprechend werden auch die **Blutzuckerkontrollen** in aller Regel häufiger notwendig sein als beim Typ-2-Diabetiker.

Jeder Typ-1-Diabetiker sollte darüber hinaus mit der **Acetonkontrolle** vertraut sein, um gefährliche Entgleisungen des Stoffwechsels rechtzeitig erkennen zu können. Bei jedem Blutzucker über 300 mg/dl (16,7 mmol/l), vor allem jedoch bei fieberhaften Infekten sowie unklaren Bauchbeschwerden, sollte immer an die Möglichkeit einer Entgleisung gedacht und quasi reflektorisch Aceton gemessen werden. Jeder Typ-1-Diabetiker sollte kurzwirksames Insulin zur gezielten Blutzuckerkorrektur besitzen und in dessen Anwendung geschult sein. Bei Auftreten von Aceton müssen die zur Korrektur gespritzten Dosen an kurzwirksamem Insulin verdoppelt und die Blutzuckerkontrollen auf alle zwei Stunden intensiviert werden (auch nachts!), und zwar so lange, bis der Urin wieder acetonfrei ist. Während dieser Zeit sollte der Patient viel Flüssigkeit zu sich nehmen und körperliche Schonung einhalten.

Sollten Blutzucker und Acetongehalt nach drei Korrekturen nicht deutlich gesunken ein, ist umgehend der Arzt zu verständigen bzw. die nächstgelegene Klinik aufzusuchen (mit dem Krankenwagen, keineswegs als Fahrer des eigenen Pkw).

Beim Typ-2-Diabetiker ist Übergewichtig ein wichtiger Faktor bei der Entwicklung des Diabetes. Gleiches trifft nicht auf den Typ-1-Diabetes zu. Trotzdem gibt es natürlich auch unter diesen Betroffenen übergewichtige Personen. Das Problem ist dabei, dass ein höheres Körpergewicht höhere Insulindosen erforderlich macht. Diese sorgen wiederum für größeren Hunger, dadurch möglicherweise für Gewichtszunahme, damit wieder für höhere Insulindosen usw. Da Übergewicht auch unabhängig von der Diabeteserkrankung nicht gerade gesundheitsfördernd ist, sollten dazu neigende oder betroffene Personen ihr **Körpergewicht einmal pro Woche kontrollieren.**

Da alle Typ-1-Diabetiker Insulin spritzen, sollte die **tägliche Kontrolle der Spritzstellen** selbstverständlich sein, denn schließlich müssen diese Betroffenen oft über viele Jahrzehnte ihr Unterhautfettgewebe dafür nutzen.

Leider entwickeln auch Typ-1-Diabetiker diabetische Folgekrankheiten. Im Zusammenhang mit einer Nierenschädigung kommt es zur Erhöhung des Blutdrucks. Aber auch die Verengung der Blutgefäße als Folge einer langzeitlich nicht optimalen Einstellung des Blutzuckers erhöht diesen. Solche Betroffene sollten **tägliche Messungen des Blutdrucks mit dem eigenen Gerät** durchführen und dokumentieren, um ihren Arzt bei der Festlegung einer gezielten Hochdrucktherapie zu unterstützen.

Ist ein Verlust an Sensibilität im Bereich der Füße, bedingt durch eine diabetische Nervenschädigung zu beklagen, so kommt weiterhin der **täglichen Kontrolle der Füße** auf Druckstellen und kleine Verletzungen große Bedeutung zu.

12.4.1 Konventionelle Insulintherapie (bei Typ-1-Diabetes)

Es wurde bereits ausführlich beschrieben (Abschnitt 2.4), dass die konventionelle Insulintherapie bei Typ-1-Diabetikern eigentlich nur noch aus historischer Sicht betrachtet werden sollte, weil sie den physiologischen Bedingungen des Körpers keinesfalls entspricht: anessen gegen das Insulin, ein durch die Insulintherapie bestimmter Alltag und folglich eine ungenügende Blutzuckereinstellung mit einem erhöhten Risiko für die Entwicklung diabetischer Folgekrankheiten.

Bedauerlicherweise finden wir auch heute, trotz der Ergebnisse der DCCT-Studie, noch immer jüngere Betroffene, die nur einmal oder auch zweimal am Tag das Insulin injizieren. Nach allen uns zu Verfügung stehenden Erkenntnissen ist die konventionelle Insulinbehandlung als unphysiologisch einzuordnen und sollte daher für Typ-1-Diabetiker Vergangenheit sein.

Sollte aus berechtigten Gründen doch eine konventionelle Insulintherapie durchgeführt werden, so ist es angesichts der nur geringen Möglichkeit der Dosisanpassung bzw. -Korrektur als minimale Maßnahme anzusehen, vor jeder Injektion den Blutzucker zu überprüfen, d. h. **zwei Blutzuckermessungen pro Tag sind das absolute Minimum einer Selbstkontrolle im Rahmen der konventionellen Insulinbehandlung.**

12.4.2 Intensivierte konventionelle Insulintherapie (bei Typ-1-Diabetes)

Von verschiedenen Studien hat am beeindruckendsten die DCCT bestätigt, was viele Diabetologen in aller Welt schon lange vorher gewusst haben:

- Je besser die Stoffwechseleinstellung und je niedriger der HbA_{1c}-Wert als Langzeit-Wert zur Beurteilung der Situation ist, um so weniger Folgekrankheiten sind zu beklagen.
- Je niedriger die Blutzuckerwerte sind, um so öfter kann es aber auch zu einer Unterzuckerung kommen.

In dieser Studie wurde aber weiterhin auch klar, dass man ausreichend gute Blutzuckerwerte nur mit einer intensivierten Insulinbehandlung erreichen kann, denn unter dieser Behandlungsform war der HbA_{1c}-Wert im Durchschnitt 2 % besser (siehe auch Abschnitt 14).

Wenn wir aber die Philosophie der intensivierten konventionellen Insulinbehandlung (ICT) zu beschreiben versuchen, so lässt sich dieses nur mit einem Wort erfassen. Im Gegensatz zur konventionellen Insulinbehandlung, bei der man stets gegen das Insulin anessen musste, wird die ICT nur dann richtig aufgefasst, wenn man ***mit*** dem kurzwirksamen Insulin seine Mahlzeiten gestaltet. Es kommt also auch im Rahmen der ICT darauf an, dass die Basalrate so eingestellt ist, dass die Zwischenmahlzeiten ihre wesentliche Bedeutung verlieren. Schließlich bin ***ich*** damit in der Lage – natürlich nur nach einer intensiven Schulung, die ihre Fortsetzung im täglichen Leben findet –, ***mein Leben*** so zu gestalten, dass der Diabetes nur eine Nebensache bedeutet.

Vor jeder Mahlzeit muss der Blutzucker gemessen werden, um entsprechend der aktuellen Höhe die Insulinzufuhr zu korrigieren. Weiterhin bedarf es der Kontrolle **vor dem Schlafengehen** oder sogar mitten in der Nacht, um über die abendliche Basalrate Informationen zu erhalten. Kurz – die intensivierte Insulintherapie kann nur deshalb als Möglichkeit in Betracht gezogen werden, weil die entsprechenden Kontrollmöglichkeiten bestehen.

In jedem Fall muss man lernen, mit dem Angebot der Mahlzeiten zurechtzukommen. Aufgrund der Informationen schätzt man zunächst die Kohlenhydrate ab – man weiß aber noch lange nicht, wie man selbst auf die eine oder andere Speise reagiert – notiert sich, was man gemacht hat und kontrolliert den Blutzucker. Vorher oder auch hinterher – um aber aus einem einmaligen Erleben eine Erfahrung zu machen – bedarf es des mehrfachen Ausprobierens.

Gelegentlich kann man lesen, dass eine Pizza – die ach so berühmte – ca. 7 bis 8 BE beinhaltet. Nun sind die individuellen Reaktionen jedoch völlig unterschiedlich. Wir kennen Betroffene, die nach der Pizza unterzuckern, weil der Fettgehalt beträchtlich ist und daher die Kohlenhydrate erst viel später aufgenommen werden können.

Andererseits steigt der Zucker sehr schnell an, so dass die voll angepasste Menge gespritzt werden muss. Wie dem auch sei – es gibt kein einheitliches „Gesetz", wie der eine oder andere auf eine bestimmte Form der Ernährung reagiert. Also gehört gerade bei der ICT, wo die strenge Diät durch mehr Testen und Lernen abgelöst wurde, die lernende Selbsterfahrung dazu, um mit sich und seinem Diabetes zurechtzukommen. Leider wandelt sich der Mensch, so dass die einmal gemachte Erfahrung immer wieder nachgeprüft werden sollte, um die jeweils aktuelle Situation nicht entgleiten und entgleisen zu lassen. Das Werkzeug dazu ist die Blutzuckerselbstkontrolle.

Die intensivierte Insulinbehandlung ist damit die Therapie unserer Zeit. Klar ist auch, dass man nicht so viel Zeit für seinen Diabetes verlieren möchte. Eigentlich will man ein fast normales Leben führen. Aus diesem Grunde sind schnelle Messmöglichkeiten für den Blutzucker geschaffen worden, damit auch rasche Entscheidungen getroffen werden können.

Zum Beispiel benötigt das Messsystem *One Touch Ultra®* nur 5 Sekunden Zeit für eine Messung und speichert wie alle modernen Messgeräte diesen Wert. Vorbereitung und Abfallbeseitigung eingeschlossen, ist die Messung in einer reichlichen Minute abgeschlossen. Die vor Jahren noch überwiegend angewendete visuelle Schätzung dauerte allein zwei Minuten, und da war der Wert noch nicht einmal dokumentiert. Wenn also heute noch jemand der Meinung ist, dass ein visuell ablesbarer Teststreifen ausreichend ist, so sollte er sich auch darüber im Klaren sein, dass es bei einer Häufigkeit von vier Messungen pro Tag zu einer täglichen Zeitdifferenz von ca. 8 Minuten kommt, was auf das Jahr berechnet knapp 50 Stunden ausmacht. Das ist deutlich mehr als der durchschnittliche Verwaltungsangestellte, der über Wohl und Wehe der Blutzuckerselbstkontrolle entscheidet, in einer Woche arbeitet. Wenn der Betroffene aufgrund medizinischer Notwendigkeit sieben Messungen durchführen soll, dann ergibt sich die Zeit von mehr als zwei Arbeitswochen, die nach Recht und Gesetz definiert worden ist.

Wenn man weiterhin davon ausgeht, dass durch die Blutzuckermessgeräte die Möglichkeiten für Fehlmessungen wesentlich eingeschränkt sind, gibt es eigentlich keine Argumente mehr, die gegen deren Verwendung zu sprechen.

12.4.3 Insulinpumpenbehandlung

Die Pumpentherapie ist aus einem Wunschtraum heraus entstanden. Man wollte ein System haben, bestehend aus einem Messgerät, das jeweils den aktuellen Blutzuckerwert automatisch misst, diesen Wert an einen kleinen Computer weitergibt, der schnell und sicher die notwendige Insulingabe berechnet, die dann über eine Insulinpumpe abgegeben wird.

Diese bereits in den 60er Jahren formulierte Vision ist bis auf den heutigen Tag als Traum anzusehen, auch wenn es Arbeitsgruppen gibt, die sich diesem Ziel in beträchtlichem Maße nähern. Ursache dafür ist nach wie vor das Fehlen stabil und zuverlässig messender Blutzuckersensoren (Abschnitt 13).

Allerdings hatte man durch entsprechende Experimente bereits schon sehr früh erkannt, dass die kontinuierliche Gabe geringer Mengen kurzwirksamen Insulins mittels einer kleinen Dosierpumpe zu einer wesentlich besseren Einstellung des Stoffwechsels führen kann als vergleichsweise durch die Injektion von Verzögerungsinsulin. Selbst eine labile Stoffwechselsituation ließ sich dadurch beherrschen.

Aus diesen ersten Anfängen heraus hat sich die Insulinpumpentherapie als etablierte Form der intensivierten Insulintherapie entwickelt, die den natürlichen Bedingungen des Körpers am nächsten kommt und deshalb selbst bei Diabetikern mit einer instabilen Stoffwechselsituation in der Regel zu guten Resultaten führt. Durch die individuell auf den jeweiligen Betroffenen angepasste Basalrate lassen sich Lücken oder Überhänge in der Insulinversorgung vermeiden. Eine höhere Flexibilität ist dadurch im Alltag möglich, sei es das Verschieben oder Weglassen von Mahlzeiten, die bessere Beherrschung von erhöhter körperlicher Aktivität/Sport oder das lange Ausschlafen an Wochenenden. Weiterhin können durch eine verzögerte Abgabe des Mahlzeitenbolus Speisen wie die berühmte Pizza gut abgefangen werden. Die vielen Vorzüge der Pumpentherapie haben die Zahl der Insulinpumpenträger wesentlich ansteigen lassen (Abschnitt 2.4).

Allerdings übernehmen die verfügbaren Insulinpumpen nicht selbstständig die Steuerung der Stoffwechsellage. Wie unter der intensivierten Therapie muss die Insulinmenge, die für eine Mahlzeit erforderlich ist, entsprechend dem aktuelle Blutzuckerwert dem Gerät durch die vorgesehenen Knopfdrücke mitgeteilt werden.

Das heißt, dass eine Pumpenbehandlung ohne Blutzuckerselbstkontrolle nicht möglich ist. Im Vergleich zur intensivierten Therapie muss darauf sogar noch größerer Wert gelegt werden. Da dem Körper ständig nur kleine Mengen an kurzwirksamem Insulin über einen kleinen Katheter zugeführt werden, befinden sich praktisch keine Insulinreserven unter der Haut. Das ist eine andere Situation als unter der intensivierten Therapie, wo das Verzögerungsinsulin über mehrere Stunden bis zu einem Tag im Unterhautfettgewebe vorhanden ist. Kommt es nämlich unter der Pumpentherapie zu (dem durchaus seltenen Fall) einer Unterbrechung der Insulinzufuhr, z. B. durch einen herausgerutschten Katheter o. ä., so ist sofort kein Insulin mehr im Körper vorhanden. Folglich steigt der Blutzucker im Laufe von mehreren Stunden an und ist erfahrungsgemäß nach 10-12 Stunden so hoch, dass sich bereits Aceton nachweisen lässt. Eine Ketoazidose droht, wenn dieser Zustand nicht bemerkt und darauf reagiert wird. Dieses Problem ist beherrschbar, wenn zwischen zwei Blutzuckerselbstkontrollen niemals ein längerer Zeitraum als 12 Stunden liegt. Folglich ist die Blutzuckerselbstkontrolle eminent wichtig, um eine Stoffwechselentgleisung auch im

Falle einer unerwünschten Unterbrechung der Insulinzufuhr zu vermeiden. Das heißt, **5 - 7 Messungen am Tag** sollten unter der Pumpentherapie die Regel sein.

Sollte es trotz der sorgfältig durchgeführten Blutzuckerselbstkontrolle einmal zu stark erhöhten Blutzuckerwerten kommen, so muss eine **Selbstkontrolle auf Aceton** durchgeführt werden (Abschnitt 6). Dieser Test ist dann im Abstand von zwei bis drei Stunden zu wiederholen, bis durch geeignete Maßnahmen (erhöhte Insulindosis spritzen, möglichst mit einer Spritze; viel trinken) der Blutzucker wieder sinkt und sich kein Aceton mehr nachweisen lässt.

Die Sicherheit der Insulinpumpentherapie hängt von den beiden Faktoren Blutzuckerselbstkontrolle und Acetonkontrolle im Fall erhöhter Blutzuckerwerte ab und lässt nur so eine sichere Anwendung zu und damit ihre unbestreitbaren Vorteile zur Geltung gelangen.

Letztendlich ist auch der **Kontrolle der Spritzstellen**, das sind in diesem Fall die Stellen, an die der Katheter eingestochen wird, eine hohe Bedeutung zuzumessen. Da der Katheter ein bis zwei Tage an der gleichen Stelle liegt, kann es leichter zu Verhärtungen und Fetteinlagerungen unter der Haut kommen, als unter der Spritzentherapie. Kontrolle und regelmäßiges Wechseln der Stellen helfen, dieses Problem zu vermeiden.

13. Zukünftige Entwicklungen bei der Messung des Zuckers im Körper

13.1 Möglichkeiten für die „unblutige" Messung des Zuckers

Sicher ist es nach dem Lesen der vorherigen Abschnitte deutlich geworden, dass die Messung des Blutzuckers nicht nur für die Einstellung des Diabetes wichtig ist, sondern dass damit auch eine viel freizügigere Gestaltung des Alltags möglich ist. Leider ist die Messung des Blutzuckers immer noch damit verbunden, Blut zu gewinnen, und das gelingt nur, indem man sich in die Haut sticht. Dieses Stechen empfinden viele Betroffene als ausgesprochen unangenehm und störend, weit mehr als das relativ unproblematische Insulinspritzen.

Zwar sind bereits deutliche Vereinfachungen eingetreten. So wurden für die Blutentnahme Stechhilfen entwickelt, welche die Angst vor dem Stechen verringerten und das Stechen selbst schmerzärmer werden ließen. Weiterhin versuchten die Hersteller von Blutzuckermessgeräten, Technologien und Teststreifen zu entwickeln, die mit immer geringeren Blutmengen auskommen. Seit dem Jahr 2001 zur Verfügung stehende Messgeräte wie z. B. *FreeStyle* (Therasense/Disetronic) oder *OneTouch® Ultra* (Lifescan) benötigen so wenig Blut, dass im Vergleich zum Finger nicht so sehr durchblutete Körperstellen (Arm, Handballen u. ä.) ebenfalls zur Blutentnahme genutzt werden können.

Trotz dieser Fortschritte bleibt aber das Problem bestehen, dass sich der Betroffene für die Blutzuckerselbstkontrolle weiterhin die Haut verletzen muss. Der seit langem bestehende Wunsch, den Zucker möglichst unblutig messen zu können, ist daher verständlich. Wie realistisch ist nun dieser Wunsch und was können die Diabetiker erwarten?

Zunächst muss an dieser Stelle erst einmal darauf verwiesen werden, dass bei der bekannten Form der Blutzuckerselbstkontrolle der Zucker direkt im Blut gemessen wird. Man kann den Zucker allerdings auch im Körpergewebe messen. Zwischen unseren Körperzellen befindet sich zwischenzelluläre Flüssigkeit, in die der Zucker aus dem Blutkreislauf gelangt. Wenn der Blutzuckerspiegel konstant ist, hat man also im Gewebe gleichzeitig den gleichen Zuckerwert wie im Blut. Bei einer Änderung des Blutzuckers, z. B. nach der Einnahme einer Mahlzeit, kommt es allerdings mit einer gewissen zeitlichen Verzögerung von etwa 10-15 Minuten zu einem Anstieg des Gewebszuckers. Da in dieser Zeit bereits auch das Insulin wirkt, ist der Zucker im Gewebe nicht ganz so hoch wie im Blut, was eine Kalibrierung des Systems notwendig macht. Trotzdem besteht also durchaus die Möglichkeit, anstatt des Blutzuckers den Gewebszucker zu messen, auch wenn die Unterschiede bei einer raschen Änderung des Blutzuckers zu berücksichtigen sind.

Eine seit vielen Jahren diskutierte und auch hin und wieder einmal gezeigte Möglichkeit besteht in der Messung des Zuckers mit Hilfe eines in die Haut eindringenden Lichtstrahls. Dabei tritt das Licht mit den Bestandteilen der Haut in Wechselwirkung, was dessen Stärke (Intensität) verringert. Die Idee besteht nun darin, die durch den Zucker hervorgerufenen Veränderungen des Lichtes zu messen und daraus den Zuckergehalt im Körper des Diabetikers zu ermitteln.

Das Prinzip ist aus dem Alltag gut bekannt. Trifft nämlich Licht auf einen Stoff, so erfährt es gewisse Veränderungen. Ist der Stoff durchsichtig, geht ein Teil des Lichtes hindurch. Wir kennen das von unseren Glasfenstern. Ein anderer Teil wird an der Oberfläche des Materials gestreut oder auch reflektiert. Auch das kann beobachtet werden. Beispielsweise wird ein Glas Wasser trüb, wenn man etwas lösliche Farbe in dieses schüttet. Diese Färbung wird durch die Streuung des Lichtes an den kleinen Farbteilchen verursacht. Schließlich wird noch ein Teil des Lichtes durch das Material verschluckt (man spricht dabei von Absorption). Das sehen wir beispielsweise bei farbig getönten Scheiben. Das durchgelassene Licht ist farbig (angenommen, es war vorher weiß), weil ein Teil davon in der Scheibe verblieben ist (und dort in Wärme umgewandelt wird). Wie also ein Gegenstand aussieht, hängt immer auch davon ab, wieviel Licht von ihm durchgelassen, gestreut oder verschluckt wird. Daraus ergibt sich folgerichtig die Schlussfolgerung, dass man die Bestandteile eines Stoffes auch ermitteln kann, wenn man das Licht untersucht, welches auf einen Gegenstand getroffen ist. Je nachdem bietet es sich an, das verschluckte, das gestreute oder auch das durchgelassene Licht dazu zu benutzen.

Natürlich können wir das Ganze auch an unserem Körper beobachten. Wenn man im Dunkeln die Hand vor eine Glühlampe hält, so wirkt das an den Fingern durchgelassene Licht rot, und man erkennt ganz schwach sogar einzelne Bestandteile. Dass ein Teil des Lichtes von unserer Hand verschluckt wird, sehen wir nicht nur, sondern wir spüren es auch an der sich erwärmenden Hand, denn die Energie des verschluckten Lichtes wandelt sich dort in Wärme um. Die zu beobachtenden einzelnen Bestandteile der Hand zeigen uns weiterhin, dass Gewebe, Knochen und Blutgefäße das Licht unterschiedlich verschlucken. Wenn also das verschluckte (absorbierte) Licht analysiert wird, so lässt sich feststellen, dass jeder Bestandteil innerhalb des bestrahlten Stoffes eine ganz bestimmte Information hinterlassen hat. Darin liegt eine

Möglichkeit, den Anteil an Zucker im menschlichen Gewebe herauszufinden.

Praktische Anwendungen dieses Prinzips sind bereits seit langem bekannt, beispielsweise bei der Messung des Zuckergehaltes in Früchten, um deren Reifegrad abschätzen zu können. In japanischen Supermärkten kommt diese Methode zum Einsatz, so dass die Kunden die Reife der Früchte nicht mehr durch Drücken mit den Fingern überprüfen. Es entsteht also die Frage, warum nicht auch die Messung des Zuckers am Finger, am Arm oder am Bauch zum Standard gehört.

Das hat verschiedene Gründe. Im Gegensatz zum Beispiel zu einem Apfel stellt unsere Haut ein sehr kompliziertes Gebilde dar. Sie besteht aus verschiedenen Hautschichten (Oberhaut, Unterhaut) und Blutgefäßen unterhalb der Haut. Soll das verschluckte Licht genutzt werden (Messung der Absorption), so muss dieses weit genug in die Haut eindringen. Das geht zwar nicht mit dem Licht, was wir sehen, mit infrarotem (nicht sichtbarem) Licht klappt das aber ganz gut. Das Problem ist nur, dass andere Bestandteile des Körpers, wie Eiweiß, Fett und Wasser, auch Messsignale zeigen. Vergleichsweise dazu ist aber der Anteil von Zucker im Körper gering (im Bereich von Promille), so dass auch dessen Signal viel kleiner ist. Es ist deshalb schwierig, die kleinen Messwerte des Zuckers von den großen Werten der anderen Bestandteile zu unterscheiden. Da nun für den Diabetiker auch kleinere Änderungen im Zuckergehalt von 0,5 bis 1 mmol/l (9-18 mg/dl) wichtig sind, gleicht eine solche Messung der berühmten Suche der Stecknadel im Heuhaufen.

Die andere Möglichkeit besteht in der Analyse des Lichtanteils, der von der Haut zurückgestrahlt wird (das gestreute Licht). Durch Änderung des Zuckeranteils im Gewebe ändert sich das gestreute Licht. Das ist so, wie wenn man in das bereits beschriebene Glas mit farbigem Wasser Zucker hineingibt. Die Stärke (Intensität) der Lichtstreuung verringert sich dadurch. Allerdings zeigen Experimente auch hier, dass die Änderungen der Lichtstreuung recht klein sind, wenn sich der Zuckeranteil im Gewebe ändert. Eine Änderung des Zuckers von 5,5 mmol/l (100 mg/dl) sorgt für eine Veränderung im gestreuten Licht von nur 1 %. Hinzu kommt noch, dass weitere Einflüsse das Messergebnis beeinflussen, wie Verände-

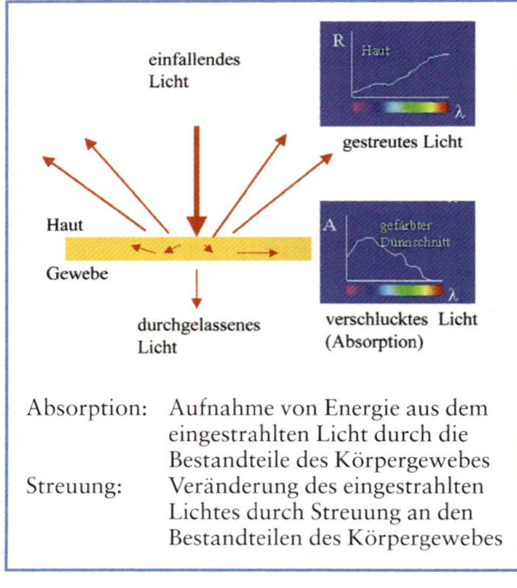

Abb. 13.1: Prinzip der unblutigen Messung des Zuckers mit Hilfe von Licht

Anforderungen, die an ein Gerät für die Bestimmung des Zuckers im menschlichen Körper zu stellen sind:

Ein solches Gerät oder System soll:

- einen Messbereich mindestens von 40 - 400 mg/dl (2,2 - 22 mmol/l) erfassen,
- zuverlässig immer wieder die gleichen Werte messen mit Unterschieden von maximal 20 %,
- mit einer solchen Genauigkeit messen, dass der Diabetiker die Messwerte nutzen kann, um seine Insulindosis anzupassen,
- einfach und zuverlässig in der Handhabung sein,
- zu einem Preis zur Verfügung stehen, der sich an den derzeit gängigen Methoden der Blutzuckermessung orientiert.

Soll ein solches Gerät darüber hinaus ständig (d.h. kontinuierlich) den Zucker messen, so sind zuverlässige und reproduzierbare Messwerte über einen längeren Zeitraum, mindestens jedoch von 2-3 Tagen, zu fordern.

Übersicht 13.1: Anforderungen an die Genauigkeit für die Messung des Zuckers im menschlichen Körper (siehe auch Abschnitt 4.3.1)

rungen der Hauttemperatur, der Durchblutung, der Feuchtigkeit an der Hautoberfläche durch Schwitzen u. a. m. Es ist also sicher schwierig, mit dieser Methode unter Alltagsbedingungen entsprechend genaue Messergebnisse zu erhalten.

Die beschriebenen Schwierigkeiten haben bisher verhindert, dass ein zuverlässig arbeitendes unblutiges Messgerät für die Diabetiker zur Verfügung steht. Überraschenderweise heißt das allerdings nicht, dass es solche nicht schon gibt. Um diese richtig beurteilen zu können, sollten allerdings die oben aufgeführten Anforderungen an ein Blutzuckermesssystem herangezogen werden (siehe Übersicht).

Als Beispiele für solche unblutigen Messsysteme seien die Geräte *Diasensor 1000* und *GluControl* genannt. Beides sind Standgeräte, die bereits 1994 erstmals vorgestellt wurden. Das *GluContol* hat Abmessungen von 17,6 cm Breite, 11,6 cm Länge und 6 cm Höhe und wiegt 500 g. Der *Diasensor* ist noch wesentlich größer und schwerer. Von den Abmessungen her sind die Geräte also alles andere als für die Handtasche geeignet. Wie sieht es nun mit der Messgenauigkeit aus?

Nehmen wir dazu die Berichte der Firmen über Testergebnisse. Beim *Diasensor 1000* wurde laut Mitteilung der herstellenden Firma Biocontrol im Vergleich zu Messungen mit einem Laborgerät (*HemoCue*) eine Abweichung der Messwerte von 24,7 % gefunden. Gegenüber einem gebräuchlichen Blutzuckermessgerät (*Reflolux S*) betrug die durchschnittliche Abweichung 18,7 %. Biocontrol veranlasste das zu der Mitteilung, dass einzelne Messwerte nicht genutzt werden können, um daraus die Insulindosis für die Einstellung des Blutzuckers festzulegen. Dazu wären erst Messungen über 2 bis 4 Wochen ausreichend. Auch ist das Gerät nicht dafür vorgesehen, Unterzuckerungen festzustellen oder den Blutzucker zur Feststellung einer Unterzuckerung zu überwachen.

Es sollen an dieser Stelle nicht die Bemühungen der Firma um die Entwicklung eines von vielen Diabetikern erträumten Messgerätes schlecht gemacht werden. Doch leider lässt sich nur feststellen, dass dieses Gerät nicht den Anforderungen entspricht, die für die Behandlung und Einstellung des Diabetes notwendig sind. Unabhängig davon sind einige Geräte des Typs *Diasensor 1000* schon verkauft worden, was sicher nicht unkritisch zu sehen ist.

Ob sich die Diabetiker in der Zukunft den Zucker wirklich mit Hilfe eines in die Haut eindringenden Lichtstrahls messen können, bleibt also abzuwarten. Bisher wurden ausreichend gute Ergebnisse nur in Tests unter idealisierten Bedingungen und mit einem großen technischen Aufwand erreicht. Entscheidend wird sein, ob die in Übersicht 13.1 zusammengestellten Anforderungen an die Genauigkeit für die Messung des Zuckers im menschlichen Körper wirklich erreicht werden.

Hoffnung auf eine unblutige Messung des Zuckers bieten dagegen vielleicht noch andere Verfahren. Verschiedene Möglichkeiten sind dazu bisher erprobt worden.

Beispielsweise kann der Zucker im menschlichen Körper auch gemessen werden, indem er aus der Haut herausgezogen wird. Dazu wurde ein Gerät mit dem Namen „*GlucoWatch*“ entwickelt. Dieses steht den Diabetikern in den USA und in Großbritannien bereits seit dem Jahr 2001 zur Verfügung. Da dieses Gerät den Zucker ständig (d. h. kontinuierlich) misst, wird darauf im nächsten Abschnitt gesondert eingegangen.

Eine weitere denkbare Möglichkeit, an der auch geforscht wird, besteht in der Messung des Zuckerspiegels im Kammerwasser des Auges. Hier wird infrarotes Licht einer ganz bestimmten Wellenlänge in das Auge eingestrahlt. Dieses Licht führt den Zuckermolekülen Energie zu und regt diese dabei an. Da sie in diesem „erregten Zustand“ nicht ewig verbleiben können, geben sie die überschüssige Energie wiederum als Licht ab. Diesen Vorgang nennt man Fluoreszenz. Etwas Vergleichbares kennen wir in der Natur z. B. von faulendem Holz, das im Dunkeln leuchtet. Aus der Stärke des von den Zuckermolekülen ausgesendeten fluoreszierenden Lichts lässt sich die Zuckerkonzentration im Augenwasser ermitteln. Der Vorteil dieser Art der Zuckerbestimmung ist, dass weniger Störfaktoren das Messergebnis beeinflussen als beispielsweise die Messung des Zuckers durch die Haut hindurch. Dazu müsste eine durchsichtige, also auf diese Weise das Sehen nicht behindernde fluoreszierende Folie unmittelbar am Augenwasser anliegen, was z. B. über eine Kontaktlinse realisierbar wäre. Wenn der

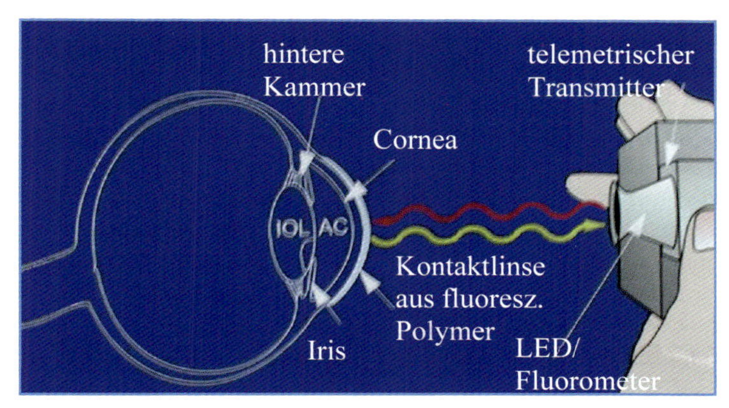

Abb. 13.2: Schematische Darstellung eines Sensors zur Bestimmung des Zuckergehalts im Augenwasser

Zucker gemessen werden soll, so schaut der Patient einfach in eine infrarote Lichtquelle. In dem gleichen Gerät (telemetrischer Transmitter), in dem sich die Lichtquelle befindet, können auch die Lichtsensoren für den Empfang der vom angeregten Zuckermolekül abgegebenen Fluoreszenzstrahlung sowie die Auswerte- und Anzeigeelektronik untergebracht sein.

Neben den bisher beschriebenen Methoden gibt es noch eine Vielzahl anderer Möglichkeiten, an denen intensiv geforscht wird. Diese alle aufzuführen, würde den Rahmen dieses Büchleins sprengen. Allerdings ist auch klar, dass nur die unblutige Methode Marktreife erlangen wird, die zuverlässige Messwerte garantiert. Von den aufgeführten optischen Messungen hat bisher keine eine Zulassung erlangt.

Schließlich soll noch erwähnt werden, dass eine unblutige Messung auch erreicht würde, wenn Zuckermessgeräte zur Verfügung stünden, die sich in den menschlichen Körper „einpflanzen" lassen. Insbesondere lässt sich der Zucker in diesem Fall auch ständig in kurzen zeitlichen Abständen überprüfen. Diesen „kontinuierlich messenden Zuckersensoren" ist der nächste Abschnitt gewidmet.

13.2 Ständige Messung des Zuckers im menschlichen Körper

13.2.1 Übersicht über Möglichkeiten und Probleme bei der ständigen Messung des Zuckers

Erfahrene, täglich ihren Blutzucker kontrollierende Diabetiker wissen, dass oft selbst 4-6 Messungen am Tag nicht ausreichen, um eine genaue Kenntnis über den Blutzuckerverlauf zu haben. In der Regel wird zu festgelegten Zeiten gemessen, d. h. vor dem Essen, vor dem Schlafengehen und wenn das Gefühl besteht, dass der Blutzucker nicht im gewünschten Bereich liegt. Was dazwischen passiert, ist im Grunde genommen nicht bekannt. Das ist ein Problem, das auch der behandelnde Arzt kennt, wenn er eine neue Behandlungsweise für den Diabetes festlegen muss, wie zum Beispiel die Umstellung von Tabletten auf Insulin bei einem Typ-2-Diabetiker oder die Einstellung auf eine Insulinpumpe.

Das ist so, wie wenn man vor dem Filmtheater steht und sich die ausgestellten Fotos mit Szenen aus dem Film betrachtet. Man bekommt zwar einen Eindruck vermittelt, kann aber nicht sagen, wie der Film ist.

Die nur punktuelle Messung des Blutzuckers mit Hilfe der Blutzuckerselbstkontrolle, meist vor einer Mahlzeit, lässt auch nur wenige Einblicke in wichtige Zusammenhänge des Zuckerstoffwechsels zu. Die Werte nach der Mahlzeit sind praktisch nicht bekannt. Wichtige Studien aus der Diabetesbehandlung in den letzten Jahren haben aber eindeutig gezeigt, dass zu hohe Werte nach dem Essen (> 7,8 mmol/l (140 mg/dl)) wesentlich beitragen zu Erkrankungen der großen Blutgefäße mit den möglichen Folgen Herzinfarkt und Schlaganfall. Aus der üblicherweise angewandten Praxis der Blutzuckerselbstkontrolle lassen sich also gar keine Erkenntnisse zu dieser Problematik gewinnen.

Das betrifft auch die wichtige Problematik der nächtlichen Unterzuckerungen. Diese treten weit häufiger auf als vermutet. Nach Aussagen verschiedener Studien geschehen 30-55 % der Unterzuckerungen im Schlaf. In den seltensten Fällen werden diese auch durch eine Blutzuckermessung dokumentiert.

Aus den genannten Gründen besteht der Wunsch bei Diabetikern und Ärzten, über ein Messgerät zu verfügen, das den Zucker über einen längeren Zeitraum, d. h. möglichst über Jahre, mindestens jedoch 2-3 Tage ständig misst.

Der wichtigste Teil eines solchen Messgerätes ist der Zuckersensor. Dieser ist vergleichbar mit dem Teststreifen der bekannten Blutzuckerselbstkontrolle. Mit diesem findet der unmittelbare Nachweis des Zuckers statt. Die gemessenen Werte werden anschließend zu dem Messgerät übertragen, dort ausgewertet und angezeigt. Das könnte z. B. auf der Anzeige einer Armbanduhr geschehen. Ein solcher eingepflanzter Zuckersensor hätte auf jeden Fall den Vorteil, dass sich der Diabetiker nicht mehr um die Messung seines Zuckers kümmern muss, solange der Sensor die Werte zuverlässig liefert.

Schließlich ist es auch wichtig zu bemerken, dass sich der Traum von einer automatisch arbeitenden Insulinpumpe, also praktisch einer künstlichen Bauchspeicheldrüse, nur verwirklichen lässt, wenn der Zucker kontinuierlich gemessen wird.

Will man einen ständig messenden Zuckersensor entwickeln, so sind unterschiedliche Ansatzpunkte denkbar. Danach ist zu unterscheiden

- nach der Stelle, an der im Körper gemessen wird (im Blut, unter der Haut, im Inneren des Körpers),

- nach der Art und Weise, wie die Probe gewonnen wird, in welcher der Zucker bestimmt werden soll (direkte Messung mit einem Zuckersensor im Körper, Heraustransportieren des Zuckers aus dem Gewebe),
- nach der Methode, mit welcher der Zucker gemessen wird (Messung des Stromes, der nach der chemischen Umwandlung des Zuckers entsteht, Messung mit Hilfe eines Lichtstrahls u. a.).

Daraus ergeben sich praktisch verschiedene Möglichkeiten, die zu überprüfen sind nach dem Aufwand, der für eine sichere Anwendung notwendig ist, der Zuverlässigkeit sowie dem Risiko und dem Nutzen für den Diabetiker. Folgende Möglichkeiten sind dabei denkbar:

1. Der Sensor wird in den Körper „eingebaut" (implantiert). Dazu ist allerdings zumindest ein kleiner operativer Eingriff notwendig. Wichtigste Forderung an ein solches Messgerät ist deshalb, dass es über einen langen Zeitraum, d. h. möglichst viele Jahre, stabil und zuverlässig arbeitet, damit keine weiteren operativen Eingriffe notwendig werden.
2. Der Sensor befindet sich in einer kleinen Nadel. Diese wird durch den Diabetiker selbstständig alle 2-3 Tage in das Fettgewebe der Haut gestochen, so ähnlich wie ein Katheter für die Insulinpumpentherapie.
3. Der Sensor befindet sich außerhalb der Haut. In die Haut wird eine Nadel gestochen und der Zucker aus der Haut zu dem Sensor transportiert.
4. Der Sensor wird auf die Haut aufgelegt und dort befestigt, ähnlich wie ein Pflaster. Die Messung des Zuckers kann dabei (theoretisch) auf verschiedene Art erfolgen, wie:
   - Aufsammeln des Zuckers aus der Haut
   - Messung der Veränderung eines Messstrahls durch den Zucker in der Haut (der Messstrahl könnte Licht, Schall o. ä. sein)
   - Veränderung anderer messbarer Größen durch den Zucker im Körper (z. B. den elektrischen Widerstand der Haut)

Die Verwendung eines Zuckersensors im Körper ist allerdings nicht so einfach. Bekanntlich wird vor jeder Messung des Zuckers mit Hilfe der üblichen Blutzuckermessgeräte Blut entnommen. Dieses wird auf einen Teststreifen aufgetragen, der sich außerhalb des Körpers befindet. Auf diese Weise lässt sich der Blutzucker aber nicht ständig, beispielsweise jede Minute, einmal messen. Dazu müsste der Zuckersensor direkt in ein Blutgefäß eingepflanzt werden, z. B. in eine Vene. An solch ein Verfahren sind aber sehr hohe Anforderungen zu stellen. Dass der Körper den Sensor gut vertragen muss, ist dabei selbstverständlich. Es darf keinesfalls zu Entzündungen und Abwehrreaktionen kommen. Weiterhin darf der Sensor in dem Blutgefäß kein Hindernis für das vorbeifließende Blut darstellen. In einem solchen Fall könnte es nämlich zu einem Verschluss des Blutgefäßes kommen.

Diesen Schwierigkeiten kann aus dem Weg gegangen werden, wenn der Zucker in anderen Körperflüssigkeiten als im Blut gemessen wird. Wie bereits im vorigen Abschnitt beschrieben, besteht unser Körpergewebe aus vielen Zellen, und zwischen diesen Zellen befindet sich Flüssigkeit. Wenn man sich die Haut leicht verletzt, ohne dass es blutet, z. B. bei einer Schürfwunde, kann man diese sehen. Glücklicherweise stellt sich darin auch bei einer Änderung des Blutzuckers, z. B. nach einer Mahlzeit mit einer Verzögerung von einigen Minuten, ein vergleichbarer Zuckerwert ein (durch die Wirkung des Insulins gelangt in dieser Zeit ein geringer Teil des Zuckers bereits in die Zellen, so dass er nicht in die Körperflüssigkeit übergehen kann, dieser Effekt ist durch Kalibrierung des Sensors zu berücksichtigen).

Die zwischenzelluläre Flüssigkeit findet sich nicht nur unter der Haut, sondern zum Beispiel auch im Bauchraum. Ein Zuckersensor könnte dort also eingepflanzt werden, so ähnlich wie ein Herzschrittmacher. Die gemessenen Werte würden gegebenenfalls per Funk nach außen auf die Anzeige übertragen. Allerdings würde es sich aber hier um den Einbau eines Fremdkörpers in den menschlichen Körper handeln, weshalb die Anforderungen an ein solches Gerät entsprechend hoch sind.

Es besteht aber auch die Möglichkeit, in der Körperflüssigkeit unter unserer Haut zu messen. Dazu muss der Zuckersensor in das Unterhautfettgewebe gebracht werden. Vorteilhaft ist, dass dazu keine größeren oder überhaupt keine operativen Eingriffe notwendig sind. Ist der Zuckersensor so klein, dass er in einer dünnen Nadel Platz hat, so kann sich der Diabetiker diesen sogar selbst problemlos „einpflanzen“, so wie es vom Einstechen der Nadel beim Insulinspritzen oder vom Legen des Katheters bei Verwendung einer Insulinpumpe bekannt ist. Insbesondere sind aber die Anforderungen an ein solches Messgerät viel geringer, als wenn es in den Körper eingepflanzt werden soll. Wenn es beispielsweise wirklich zu Abwehrreaktionen des Körpers kommt, so kann der Zuckersensor einfach aus der Haut gezogen werden.

Egal, an welcher Stelle ein Zuckersensor in den Körper gebracht wird, es besteht immer das Problem der Verträglichkeit. Noch besser ist es natürlich, wenn der Zuckersensor nur auf der Haut aufliegt und sich der Diabetiker gar keine Verletzungen zufügen muss.

Dazu gibt es wiederum verschiedene Möglichkeiten. Einerseits kann der Zucker aus dem Hautgewebe heraus gewonnen und dann außerhalb gemessen werden. Auf jeden Fall kommt es dabei zu einer mehr oder weniger spürbaren Beeinflussung der Haut. Andererseits wäre es die beste Lösung, den Zucker verletzungsfrei im Inneren der Haut zu messen, z. B. mit einem Lichtstrahl. Aus dem vorhergehenden Kapitel wissen wir jedoch, dass es noch ein langer Weg zu sein scheint, bis ein solches Gerät brauchbare und zuverlässige Ergebnisse unter den Bedingungen des alltäglichen Lebens liefert.

Ganz ohne Hoffnung sollte man deshalb trotzdem nicht sein, denn insgesamt gesehen gibt es doch heute schon viel bessere technische Möglichkeiten als noch vor wenigen Jahren. Außerdem sind mit dem „*CGMS*“ der Firma Medtronic-MiniMed und der „*GlucoWatch*®“ der Firma Cygnus auch bereits zwei Zuckersensoren auf dem Markt verfügbar. Diese und einige Entwicklungen, die vielleicht bald erhältlich sein könnten, sollen nun kurz beschrieben werden.

13.2.2 Nadelsensoren

Im vorigen Abschnitt wurde unter anderem beschrieben, dass an den Einsatz von Zuckersensoren im menschlichen Körper sehr hohe Anforderungen gestellt werden müssen, insbesondere was die Verträglichkeit betrifft. Nadelsensoren sind dabei noch am wenigsten problematisch, weil sie nicht in den Körper „einoperiert“ werden müssen. Wenn ihre Baugröße sehr klein gehalten werden kann, können sie vom Betroffenen selbst unter die Haut geschoben und auch wieder entfernt werden.

Die einfachste denkbare Lösung ist, in eine dünne Nadel gewissermaßen einen Blutzuckerteststreifen einzubauen, allerdings in verkleinerter Form.

In der dünnen Nadel befindet sich seitlich eine Öffnung. Damit der verkleinerte Teststreifen (Messblättchen) nicht direkt mit dem Körpergewebe in Kontakt kommt, ist diese Öffnung von innen mit einer dünnen Folie (Membran) abgedeckt, die aber den Zucker aus der Körperflüssigkeit durchlässt. Wenn der Zucker auf das Messblättchen gelangt, wird er chemisch umgewandelt. Der dabei entstehende kleine Strom hängt von der Menge des chemisch umgewandelten Zuckers ab, wodurch daraus ermittelt werden kann, wieviel Zucker sich im Körpergewebe befindet (auf die gleiche Weise funktionieren auch die meisten Blutzuckerteststreifen).

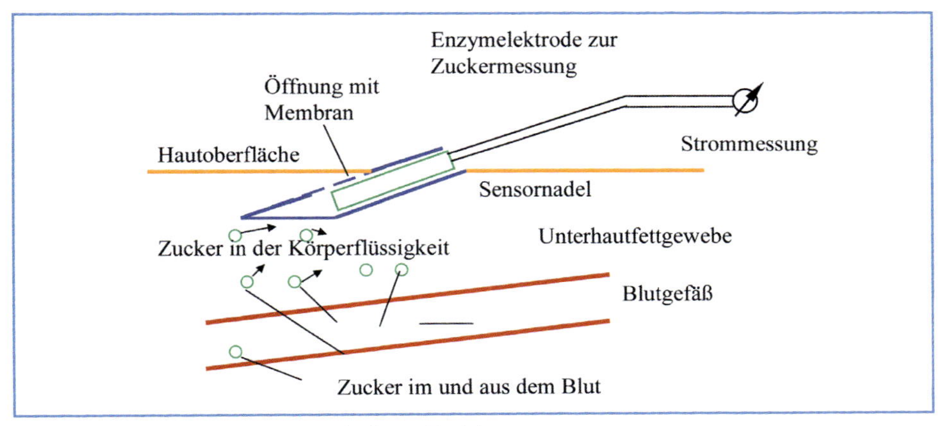

Abb. 13.3: Prinzip der Messung mit einem Nadelsensor

Vergleichen kann man das Prinzip mit der Messung der Temperatur eines Heizkessels, der sich im Keller eines Hauses befindet. Das Thermometer geht direkt an den Heizkessel und ermittelt dort unmittelbar die Temperatur. Den Messwert kann man dort direkt ablesen oder man lässt sich diesen in die Wohnräume übertragen.

Die Idee für einen solchen Nadelsensor ist schon seit den 60er Jahren bekannt. Trotzdem gelang es erst vor kurzem, dieses Prinzip in einem Messgerät zu verwirklichen, das auch beim Diabetiker Anwendung finden kann. Im Jahr 2000 hat die Firma Medtronic-MiniMed einen solchen Sensor auf den Markt gebracht. Er besteht aus dem eigentlichen Zuckersensor in einer (ovalen) 0,3mm x 0,6 mm dicken Nadel und einem Messgerät, welches etwa so groß ist wie eine Zigarettenschachtel.

Zu Beginn der Messung sticht sich der Betroffene den Sensor mit Hilfe einer Einstechhilfe unter die Haut. Anschließend muss eine normale „blutige" Blutzuckermessung durchgeführt werden, denn mit diesem Blutzuckerwert wird der MiniMed-Sensor auf die Messung eingestellt (Kalibrierung). Dieser Sensor kann bis maximal 3 Tage ununterbrochen den Zucker unter der Haut messen. Dabei erfolgt eine Messung immer im Abstand von 10 Sekunden. Alle Messungen innerhalb von 5 Minuten (also 30 Messungen) werden dann zusammengerechnet und ergeben den mittleren Wert für diese Zeit. Dieser Wert wird in dem Messgerät gespeichert.

Trotz des erheblichen Fortschritts bringt dieses Messgerät den Betroffenen noch nicht an das Ziel seiner Wünsche, nämlich den Zucker im Körper ständig kontrollieren zu können. Aus diesem Grund kann er auch noch nicht als ein für die Selbstkontrolle zur Verfügung stehendes Gerät angesehen werden (und wird deshalb erst hier beschrieben).

Leider gibt es nämlich an der unter der Haut steckenden Sensornadel verschiede-

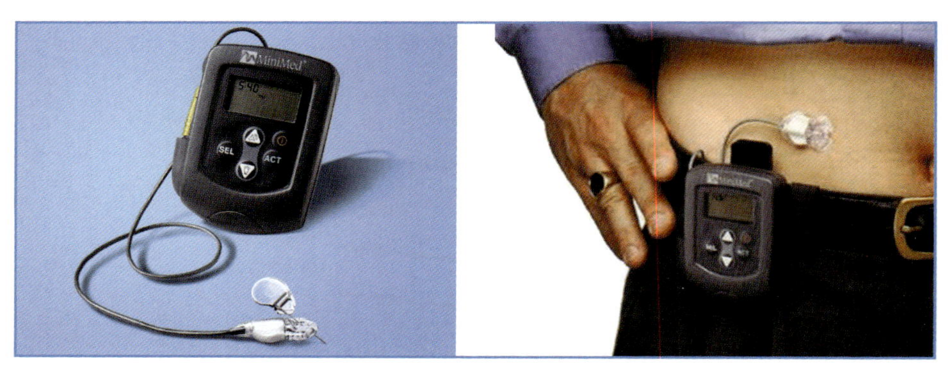

Abb. 13.4: Sensor „CGMS" von Medtronic-MiniMed, bestehend aus dem in der Haut befindlichen Zuckersensor und dem Messgerät, welches am Gürtel getragen werden kann

ne Einflüsse, die den gemessenen Zuckerwert verfälschen. Mit zunehmender Liegedauer des Sensors weicht dieser nämlich immer mehr vom tatsächlichen Wert ab. Dafür gibt es verschiedene Ursachen, wie die Inaktivierung der Enzymelektrode, die Wechselwirkung mit anderen Substanzen des Körpers und anderes. Ganz genau werden diese Einflüsse bei dem sehr kleinen Sensor (im Vergleich zum Blutzuckerteststreifen) bisher nicht beherrscht. Die Folge davon ist, dass täglich mindestens 1-2 herkömmliche Blutzuckermessungen durchgeführt werden müssen, um einen Vergleich mit der wahrhaftigen Höhe des Blutzuckers zu haben. Erst nach 3 Tagen, d. h. wenn die Messung beendet ist, wird unter Zuhilfenahme der mehrmals pro Tag bestimmten Blutzuckerwerte der Verlauf des Zuckerwertes über diesen Zeitraum mit Hilfe eines Computerprogramms ausgewertet. Es ist klar, dass ein solcher Sensor noch nicht geeignet ist, um den Diabetiker im täglichen Leben über den aktuellen Blutzucker zu informieren. Schließlich will er daraus Entscheidungen ableiten, z. B. ob er sich zusätzlich Insulin spritzen muss, weil der Zucker zu hoch ist. Ein falscher Wert würde Verwirrung stiften und für den Diabetiker eine Gefahr bedeuten. Deshalb wird auf der Anzeige des MiniMed-Messgerätes auch nicht der gemessene Zuckerwert angezeigt.

Dieses Ergebnis erscheint dem Betroffenen, der sich eine ständige Messung des Zuckers wünscht, zunächst unbefriedigend. Es hat aber trotzdem einen Sinn. Bis zum Zeitpunkt, an dem dieser Sensor zur Verfügung stand, hatte der Arzt nämlich kein Messinstrument zur Verfügung, mit dem er Tag und Nacht den Zucker kontrollieren konnte. Bei unklarem Blutzuckerverlauf, z. B. immer wieder auftretenden nächtlichen Unterzuckerungen, war er darauf angewiesen, dass der Patient mit Hilfe der Blutzuckerselbstkontrolle ein Tag-Nacht-Profil erstellte. Er konnte nur darauf hoffen, dass dieser das auch zuverlässig erledigte. Anderenfalls musste der Patient in die Klinik. Trotzdem hatte er mit jedem Messwert nur das Ergebnis eines bestimmten Zeitpunktes. Nun steht dem behandelnden Arzt ein Messinstrument zur Verfügung, mit dem er über mehrere Tage den Glukosespiegel kontrollieren kann und mit dem eine Trendanalyse der gemessenen Werte möglich ist. Er bekommt Antworten auf Fragen wie:

- In welche Richtung ändert sich der Zucker (stabil, fallend, steigend)?
- Wann treten Zuckerspitzen auf?
- Was muss an der Einstellung geändert werden?

Der behandelnde Arzt kann dann zum Beispiel sehen, ob

- der Zucker stark schwankt,
- es in der Nacht unbemerkt zu Unterzuckerungen kommt,
- der Zucker zu bestimmten Zeiten, z. B. in den frühen Morgenstunden, ansteigt,
- eine Änderung der Behandlung des Diabetes notwendig ist u. a. m.

Erste Erfahrungen zeigen, dass sich die Stoffwechseleinstellung von Diabetikern deutlich verbesserte, einfach weil nach

Vorliegen der Trendanalyse genauer eingeschätzt werden konnte, was an der Therapie geändert werden musste.

Ein Beispiel für eine solche ausgewertete Zuckerkurve ist in Abbildung 13.5 zu sehen. Gezeigt wird dort der sicher eher seltene Fall einer sofortigen Verbesserung des Zuckerspiegels auf ideale Werte von einem Betroffenen während der Umstellung von der ICT auf die Insulinpumpentherapie. Die Zuckermessung repräsentiert dabei unmittelbar den therapeutischen Erfolg.

Neben diesen mehr diagnostischen Anwendungen der kontinuierlichen Zuckermessung wäre es auch denkbar, dass die Diabetiker den Sensor anwenden, bei denen häufige, insbesondere nächtliche Unterzuckerungen auftreten, die diese nicht bemerken und dadurch oft bewusstlos werden. Allerdings gibt es zu dieser Anwendung zur Zeit noch zu wenig Erfahrungen, um daraus Empfehlungen abzuleiten.

13.2.3 Sensoren, bei denen die Messung außerhalb der Nadel stattfindet

Die dauerhafte Verwendung des Nadelsensors wird insbesondere dadurch verhindert, dass es bereits nach wenigen Stunden zur Abweichung des gemessenen Zuckers gegenüber dem tatsächlichen Blutzucker kommt. Die Ursache dafür ist, dass die Sensornadel mit dem sich darin befindlichen Messblättchen unter der Haut liegt und dort mit dem Körpergewebe in Wechselwirkung tritt. Eine Lösung für dieses Problem würde also darin bestehen, den Sensor außerhalb der Haut zu legen und den Zucker aus der Körperflüssigkeit irgendwie dorthin zu trans-

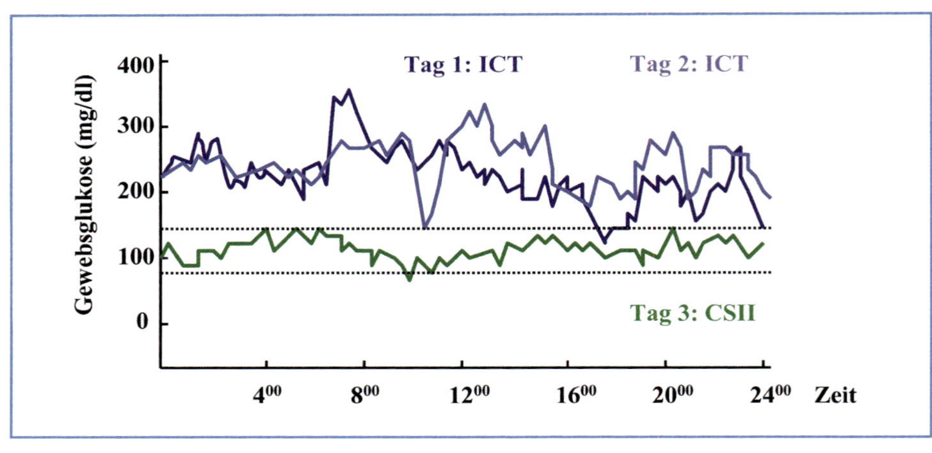

Abb. 13.5: Beispiel für die Messung des Zuckers über 72 Stunden mit dem MiniMed-Sensor von einem Betroffenen während der Umstellung von der ICT auf die Pumpentherapie (eine solche ideale Umstellung ist sicher nicht die Regel)

portieren. Diese Idee lässt sich auf verschiedene Weise umsetzen. Es ist allerdings klar, dass damit die Messverfahren auch komplizierter werden.

Wie kann man sich ein solches Verfahren vorstellen?

Zunächst wird genauso wie bei dem Nadelsensor eine Nadel unter die Haut geschoben. In diese wird mit Hilfe einer kleinen Pumpe eine Kochsalzlösung (Wasser, in dem etwas Kochsalz gelöst ist) gepumpt. Dazu ist sie über einen dünnen Schlauch mit der Wasserampulle verbunden (ähnlich einer Ampulle, wie sie in den Insulinpens verwendet wird). Wie bei dem im vorhergehenden Abschnitt beschriebenen Nadelsensor ist die Nadel seitlich geöffnet, wodurch der Zucker aus der Körperflüssigkeit in diese eindringen kann. Dort wird er mit der Kochsalzlösung zu dem eigentlichen Sensor (Zuckersensor) gepumpt, der sich außerhalb der Nadel befindet. Am Sensor wird der Zucker genauso wie auf dem Blutzuckerteststreifen chemisch umgewandelt. Der dabei gemessene Zuckerwert wird anschließend am Gerät angezeigt, welches zum Beispiel eine Armbanduhr sein kann. In einem solchen Fall würden die Messwerte sinnvollerweise drahtlos auf die Uhr übertragen. Das Messprinzip wird Mikrodialyse genannt, weil dabei der Zucker aus der Flüssigkeit unter der Haut „herausgewaschen“ wird.

Um auf den bereits beschriebenen Vergleich mit der Temperaturmessung in dem Heizkessel eines Wohnhauses zurückzukommen: Das Prinzip der Mikrodialyse ist vergleichbar damit, dass sich das Thermometer nicht am Heizkessel befindet, sondern dass die Temperatur an dem in die Wohnung gepumpten Wasser gemessen wird.

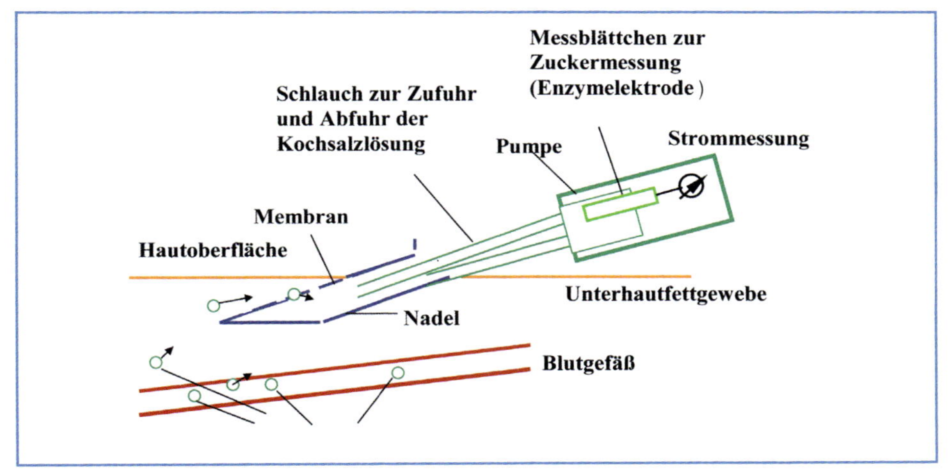

Abb. 13.6: Prinzip der Messung des Zuckers mit der Methode der Mikrodialyse (ursprünglich entwickelt als „Ulmer Zuckeruhr“)

Mit dieser technisch recht aufwändigen Methode kann der Zucker unter der Haut über einen Zeitraum von etwa 3-5 Tagen fortlaufend gemessen werden, ohne dass es in dieser Zeit zu nennenswerten Abweichungen vom wahrhaftigen Blutzuckerwert kommt. Gegenüber dem Nadelsensor, der im vorherigen Abschnitt beschrieben wurde, ist das ein wichtiger Vorteil, denn so können die Zuckerwerte auch direkt auf der Anzeige angezeigt werden. Damit eröffnet sich die Möglichkeit, das Messgerät auch wirklich als ständigen Begleiter im Alltag des Diabetikers einzusetzen.

Allerdings gibt es auch hier gewisse Schwierigkeiten, welche den Einsatz des Systems im praktischen Alltag des Diabetikers nur im Ausnahmefall zulassen dürften. Als erstes betrifft das die Frage nach der einfachen Handhabbarkeit des Messgerätes. In die Nadel muss die Kochsalzlösung nämlich hinein- und wieder herausfließen. Dadurch muss sie aus zwei Kammern bestehen, was ihren Durchmesser vergrößert (ca. 0,7 bis 0,8 mm). Sicher wird nicht jeder Patient bereit sein, sich solche dicken Nadeln selbstständig unter die Haut zu schieben (zum Vergleich: Die Nadeln der Insulinpens haben eine Dicke zwischen 0,25 bis 0,36 mm, die Nadel eines Insulinpumpenkatheters ist zwischen 0,36 bis 0,50 mm stark). Weiterhin ist die Nadel als Zweikammersystem auch wesentlich komplizierter aufgebaut, was deren Herstellung enorm verkompliziert und damit auch verteuert. Ein weiteres Problem ist, dass zwischen der Aufnahme des Zuckers aus dem Gewebe und der Messung eine gewisse Zeit vergeht, weil die Kochsalzlösung erst zum Sensor gepumpt werden muss. Der Zuckerwert wird folglich erst nach einer zeitlichen Verzögerung von einigen Minuten erfasst und angezeigt. Es ist deshalb fraglich, ob eine solche Messung zum Beispiel geeignet ist, um Unterzuckerungen rechtzeitig festzustellen.

Das Messsystem wurde in Deutschland hauptsächlich in Ulm entwickelt, weshalb es manchem Diabetiker unter dem Namen „Ulmer Zuckeruhr" bekannt sein dürfte. Die Weiterentwicklung übernahm die Firma Roche. Deren Markteinführung unter dem Namen „*Accu-Check Monitor*" wird in Bälde er-

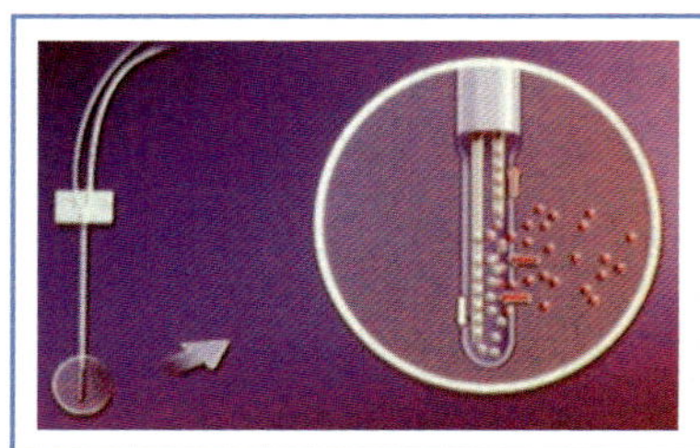
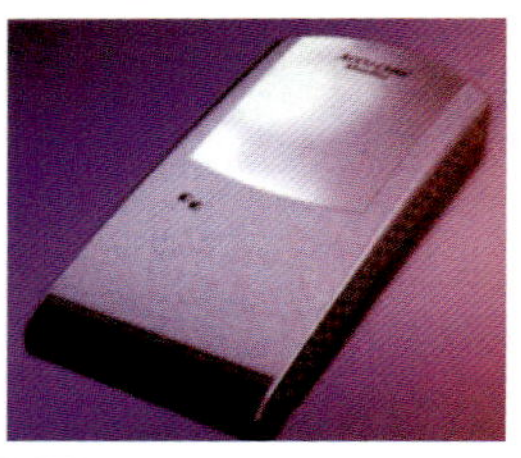
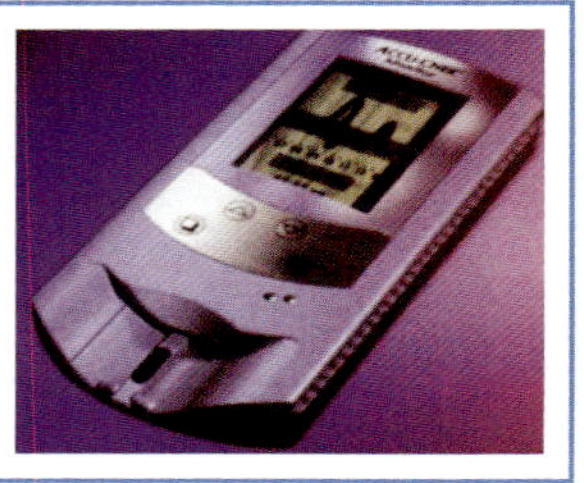

Abb. 13.7: Das System „Accu-Check Monitor" der Firma Roche:
links: Mikrodialysekatheter mit Nadel, Mitte: Sensorgerät, rechts: Datenmanager

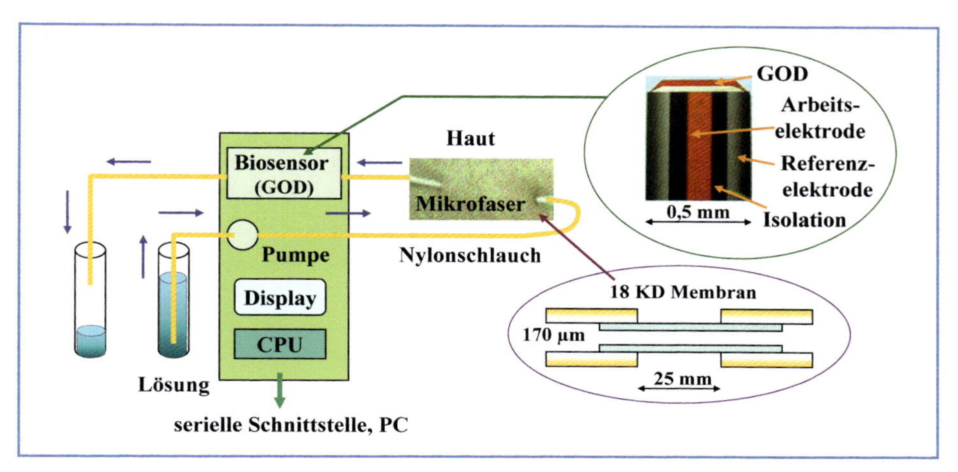

Abb. 13.8: Das System „GlucoDay" der Firma Menarini

wartet. Messflüssigkeit und Sensor befinden sich im Sensorgerät, welches mit dem Mikrodialysekatheter gekoppelt ist. Die Messwerte werden telemetrisch (d. h. drahtlos per Funk) an den Datenmanager übergeben, auf welchem auch eine grafische Darstellung und Tagebuchfunktionen möglich sind. Der Datenmanager hat auch eine Messstelle für die herkömmliche Blutzuckermessung, so dass die Werte unmittelbar verglichen werden können.

Die Firma Menarini wird bald ein ähnliches System mit dem Namen „*GlucoDay*" anbieten, bei dem das Problem der recht komplizierten Nadel dadurch gelöst wird, dass ein Katheter durch die Haut hindurchgezogen wird (Tunnelkatheter). Die in der Haut verbleibende Mikrofaser ist dabei recht dünn, so dass sie den Diabetiker nicht all zu sehr stören sollte, wenn sie erst einmal verlegt wurde. Ein selbstständiges Verlegen des Katheters dürfte aber für den Betroffenen möglicherweise unpraktikabel sein, so dass der Einsatz von „*GlucoDay*" ebenfalls auf den klinischen Bereich beschränkt bleiben sollte. Auch ist das Messgerät, in dem sich u. a. die programmierbare Mikrodosierpumpe befindet, handgroß und mit 200 g recht schwer, was eine Alltagsverwendung als gar nicht vorgesehen erscheinen lässt.

Es gibt weitere Möglichkeiten, den beschriebenen Problemen auszuweichen.

Beispielsweise entwickelt die Firma Disetronic den Glukosesensor „*Gluc-Online*", bei dem die Messung auf einem physikalischen Verfahren beruht (der Erstautor dieses Buches ist einer der Erfinder des Sensors). Wiederum wird eine Nadel unter die Haut geschoben, die ein Fenster besitzt, durch das der Zucker aus der Körperflüssigkeit eindringt. Die Nadel wird wie bei der Mikrodialyse von einer Flüssigkeit durchflossen. Dabei han-

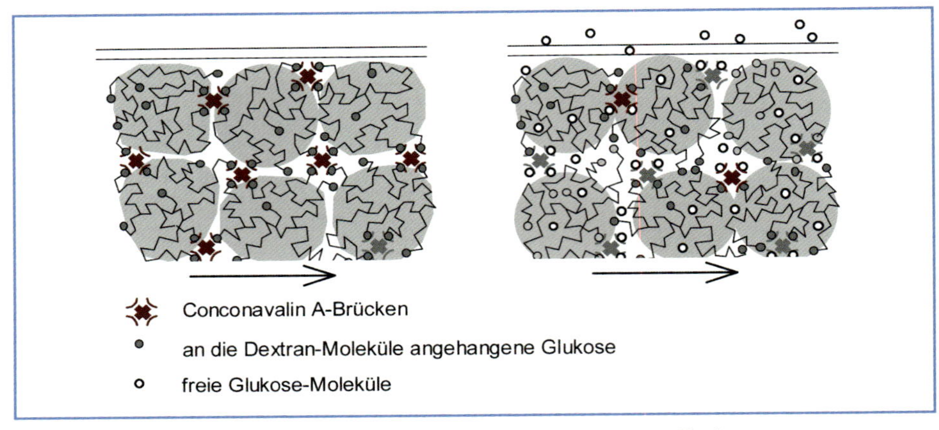

Abb. 13.9a: Änderung der Vernetzung von Dextran bei Zugabe von Zucker (links: wenig Zucker (Glukose), rechts viel Zucker)

delt es sich aber nicht um eine Kochsalzlösung, sondern um eine Messflüssigkeit, die ihre Zähigkeit ändert, selbst wenn sie mit ganz wenig Zucker in Verbindung kommt. Dass damit auch ganz kleine Mengen Zucker gemessen werden können (wie in unserem Körper der Fall), ist möglich, weil die zuckerempfindliche Messflüssigkeit aus zwei Komponenten besteht (Dextran und Lektin), die sich zusammenlagern. Ohne Zucker ist das Gemisch ziemlich zäh, vergleichbar zum Beispiel mit Honig. Kommt aber Zucker dazu, so verdrängt dieser die eine Komponente von der anderen, um sich selbst anzulagern. Dabei wird die Flüssigkeit weniger zäh. Ist viel Zucker darin, so fließt sie so leicht wie Wasser. Diese Änderung der Zähigkeit lässt sich sehr einfach nachweisen (über kleine Drucksensoren, denn das Fließen von unterschiedlich zäher Flüssigkeit erfordert einen unterschiedlichen Druck).

Mit dieser Methode, die mehrfach auf großen Kongressen mit Patienten vor Publikum vorgeführt wurde, kann der Zucker in der Flüssigkeit unter der Haut sehr genau gemessen werden. Im Vergleich zur Mikrodialyse ist es kein Problem, dass der Zuckeranteil in der die Nadel durchfließenden Flüssigkeit verdünnt wird. Schließlich verändert sich die zuckerempfindliche Flüssigkeit dabei selbst (im Prinzip ist die Flüssigkeit selbst bereits der Zuckersensor) und muss nicht erst zu einem Sensor gepumpt werden. Dadurch gibt es auch keine zeitliche Verzögerung, denn die Messung erfolgt in unmittelbarer Nähe der Nadel, so dass alle 30 Sekunden ein Wert erfasst werden kann.

Problematisch ist allerdings, dass genauso wie bei der Methode der Mikrodialyse die Messflüssigkeit in die Nadel hinein- und wieder herausfließen muss und folglich die Nadel einen recht großen Durchmesser (mindestens 0,7-0,8 mm)

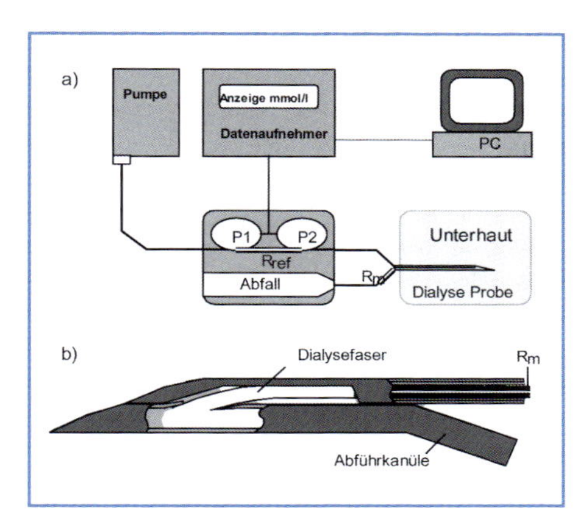

Abb. 13.9b: Prinzip des Glukosesensors „GlucOnline" der Firma Disetronic
a: Messung der Zähigkeit über Drucksensoren, b: Nadel

haben wird. Damit stellt sich einerseits wiederum die Frage nach der einfachen und schmerzarmen Handhabung durch den Patienten. Auch die Problematik der technologisch nicht einfach herzustellenden und damit teuren Nadel ist bei dieser Methode zu erwähnen.

Eine möglicherweise völlig schmerzarme Lösung würde sich ergeben, wenn sehr kleine Mengen der sich unter der Haut befindlichen Flüssigkeit durch kleine Öffnungen oder Poren abgesaugt werden könnten. Einer Mücke gelingt es ja schließlich auch, an Gewebsflüssigkeit und sogar an Blut heranzukommen. Ein Beispiel für eine solche Methode stellt das Gerät *„SpectRx"*, eine Entwicklung der Firma Abott-MediSense, dar.

Die Gewebsflüssigkeit wird gewonnen durch Einbrennen eines kleinen Loches in die Haut (Lochdurchmesser ca. 150 µm, Tiefe ca. 80 µm) mit Hilfe fein gebündelter Laserstrahlen. Der Laser befindet sich in einem Gehäuse (dem Messkopf) von der Größe einer Armbanduhr, das auf der Haut aufliegt. Der Messkopf ist über einen dünnen luftdichten Schlauch mit einer kleinen Pumpe verbunden. Auf diese Weise wird die Flüssigkeit direkt aus der geöffneten Haut gesaugt und zu dem Zuckersensor befördert, der sich außerhalb der Haut befin-

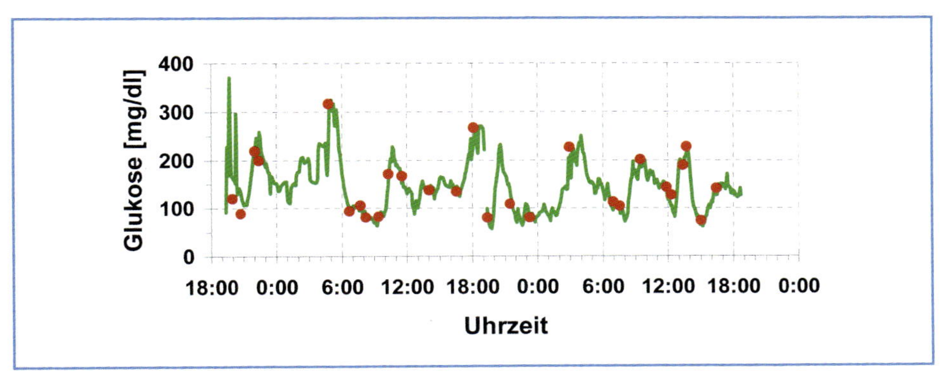

Abb. 13.10: Messung mit dem Glukosesensor GlucOnline über 48 Stunden (grün: Sensorkurve, rote Punkte: Vergleich mit herkömmlicher Blutzuckerkontrolle)

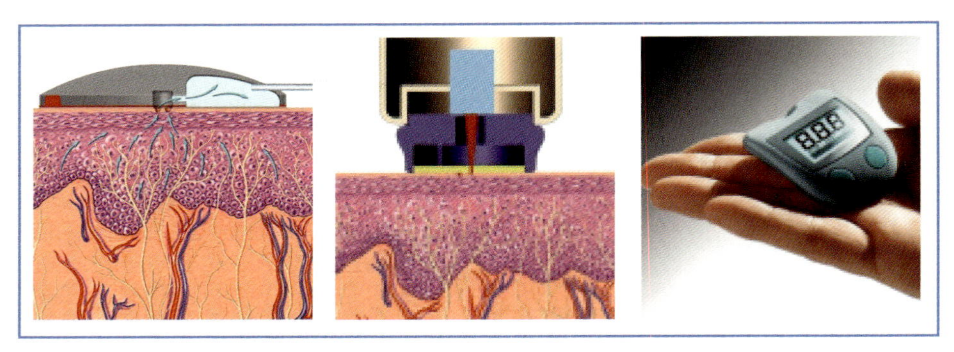

Abb. 13.11: Messung des Zuckers aus der durch die Haut abgesaugten Gewebsflüssigkeit (links: Öffnen der Hautporen mit der „Laserlanzette", Mitte: Absaugen der Gewebsflüssigkeit und Transport zum Sensor, rechts: Monitor, der die Daten telemetrisch empfängt)

det. Dieser wandelt den Zucker chemisch um und misst dessen Konzentration (so wie auf einem Blutzuckerteststreifen). Im Prinzip ist die Messung so ähnlich wie die Methode der Mikrodialyse, nur dass direkt die zwischenzelluläre Flüssigkeit der Haut zu dem Zuckersensor transportiert und nicht erst in einer Kochsalzlösung verdünnt wird. Über die Genauigkeit der Methode, die Dauer, die der Sensor getragen werden kann, oder auch die Verträglichkeit auf der Haut gibt es bisher nur sehr wenige Erfahrungen.

Auf dem Prinzip des Absaugens der Gewebsflüssigkeit soll auch der Glukosesensor *„NIMOS"* der Firma Rösch funktionieren. Auf die Haut wird ein Kunststoffplättchen geklebt, so ähnlich wie ein „Pflaster", in dem sich auch der auf der chemischen Umwandlung von Zucker basierende Sensor befindet. Über einen Schlauch und eine kleine Pumpe wird ein Unterdruck angelegt, wodurch sich eine kleine Hautblase bildet. Die Hautblase füllt sich mit Gewebsflüssigkeit, die schließlich zu dem Sensor abge-

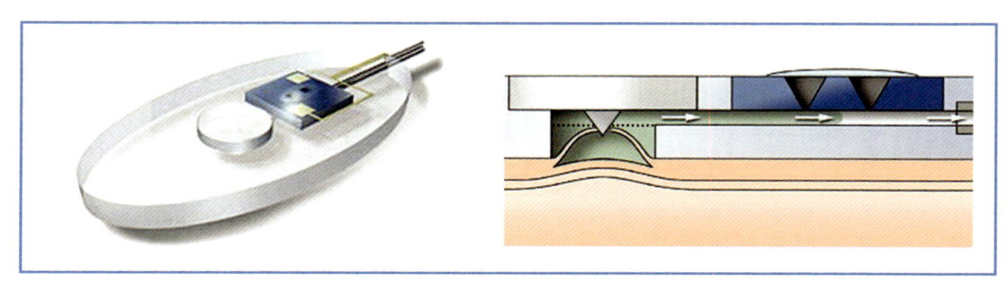

Abb. 13.12: Glukosesensor „NIMOS" der Firma Rösch (links: Kunststoffblättchen mit integriertem Sensor, rechts: Hautblase unter dem Kunststoffblättchen, in der sich zwischenzelluläre Flüssigkeit sammelt, die zum Messen abgesaugt wird)

saugt wird. Auch bei diesem System existieren bisher keine verlässlichen Angaben zu Genauigkeit, Tragedauer und Verträglichkeit, so dass nichts über den Zeitpunkt einer Markteinführung gesagt werden kann.

Für den Diabetiker dagegen bereits verfügbar (wenn auch in Deutschland noch nicht zugelassen) ist die „*GlucoWatch*" der Firma Cygnus. Hierbei wird der Zucker zur Messung durch die Haut hindurch gewonnen. Bekanntlich ist es prinzipiell möglich, Stoffe durch die Haut zu transportieren. Beispielsweise helfen Nikotinpflaster Rauchern beim Abgewöhnen ihres Lasters. Allerdings geht so ein Transport durch die Haut oft nicht von allein, so auch beim Zucker. Deshalb sind an der Unterseite der „*GlucoWatch*" zwei elektrische Kontakte (Elektroden) angebracht. An diese wird mit Hilfe einer Batterie eine elektrische Spannung angelegt. Doch damit fließt noch kein Strom, denn es fehlt eine Verbindung zwischen den beiden Kontakten. Diese soll über die Haut hergestellt werden. Nun ist aber die menschliche Haut kein guter elektrischer Leiter. Deshalb befindet sich unter den elektrischen Kontakten ein Pflaster, in dem Kochsalz gelöst ist. In gelöstem Kochsalz sind die atomaren Bestandteile frei beweglich und elektrisch geladen (es handelt sich dabei um positiv geladene Natriumionen und negativ geladene Chlorionen). Wird die elektrische Spannung zugeschaltet, fließt der Strom durch das Pflaster und mit ihm fließen die gelösten atomaren Bestandteile in die Haut. In der Haut lagern sich Flüssigkeitsteilchen und der darin gelöste Zucker an diese an und werden folglich ebenfalls mit dem Strom mittransportiert. Dieser Vorgang wird als Elektro-Osmose bezeichnet. Man kann sich das etwa so vorstellen, wie wenn ein kleiner Bach überläuft und dabei alles sich in der Nähe des Ufers befindliche Holz, Gras und ähnliches mitnimmt.

Die mit dem elektrischen Strom mitgeführten Bestandteile (Flüssigkeitsteilchen und Zucker) wandern zu dem anderen elektrischen Kontakt. Davor werden sie „abgestreift", weil sie viel zu groß sind, um in diesen hineinfließen zu können. Folglich wird in dem Pflaster unterhalb der elektrischen Kontakte der Zucker gesammelt. In diesem befindet sich auch der Zuckersensor, wiederum ähnlich wie ein Blutzuckerteststreifen. Dieser wandelt den Zucker chemisch um und bestimmt damit seinen Anteil. Der große Vorteil ist besonders darin zu sehen, dass die gemessenen Werte auf der Anzeige der „*GlucoWatch*" direkt abgelesen werden können. Weiterhin besteht ein großer Fortschritt darin, dass bei dieser Methode tatsächlich keine Verletzung der Haut durch den Einstich einer Nadel oder ähnliches erfolgt. Das heißt es handelt sich wirklich um eine unblutige Messung. Das unauffällige Tragen des Sensors als Uhr ist als ein weiterer wichtiger Vorteil zu nennen.

Allerdings wird auch damit noch nicht jeder Wunsch der Betroffenen erfüllt. Wenn man den Messvorgang betrachtet, wird das deutlich. Nach dem Einlegen des Zuckersensors in die „*GlucoWatch*" muss diese zunächst kalibriert werden. Das heißt, mit Hilfe der üblichen Blut-

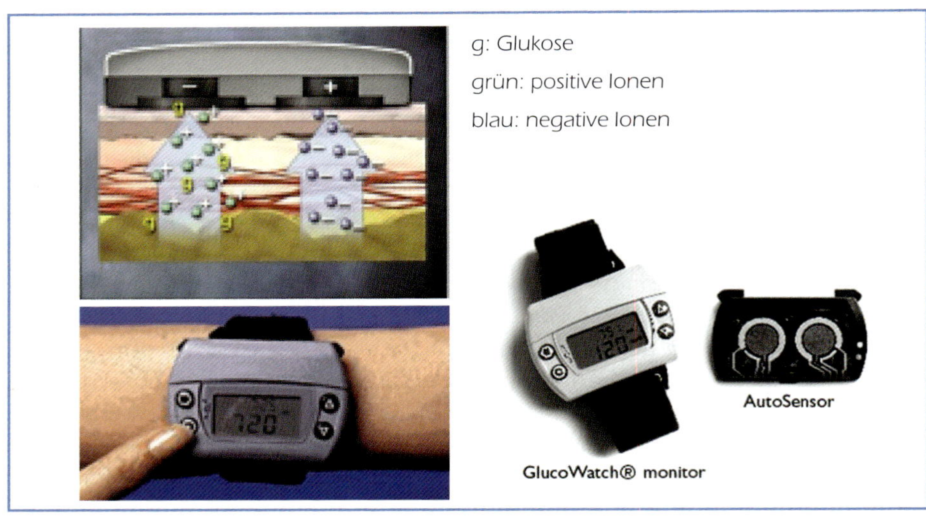

Abb. 13.13: Prinzip und technische Ausführung der „GlucoWatch"

zuckerselbstkontrolle wird der wahre Blutzuckerwert bestimmt und der Messwert auf der „*GlucoWatch*" dazu angepasst. Dieser Vorgang dauert 3 Stunden (Folgemodell: 2 Stunden). Nach dieser langen Einlaufzeit kann nur bis zu 12 Stunden (Folgemodell: 13 Stunden) gemessen werden, bis der Zuckersensor „verbraucht" ist. Danach muss ein neuer benutzt werden. Nachteilig ist auch, dass eine Messung über einen Zeitraum von 20 Minuten (Folgemodell: 10 Minuten) erfolgt, d. h. pro Stunde erhält man nur drei Messwerte (Folgemodell: sechs). Folglich werden Änderungen des Blutzuckers erst mit einer entsprechenden zeitlichen Verzögerung erfasst.

Ein weiteres Problem besteht darin, dass die Gewinnung des Zuckers mit Hilfe eines kleinen (unmerklichen) elektrischen Stromes durch die Haut hindurch bei vielen Menschen zu Hautjucken, Rötungen und anderem führt.

Sicher haben die genannten Probleme, insbesondere die nur kurze Messzeit von 12 Stunden, eine breite Anwendung der „*GlucoWatch*" auf dem Markt bisher verhindert. Ein sinnvoller Einsatz scheint im Moment insbesondere bei Betroffenen gegeben zu sein, die an häufigen, insbesondere nächtlichen Unterzuckerungen leiden. Ob sich das Gerät auch im täglichen Routineumgang bewähren wird, bleibt abzuwarten. Gegenüber den anderen in diesem Abschnitt vorgestellten Methoden besitzt die „*GlucoWatch*" auf jeden Fall den großen Vorteil der einfachen und (zunächst) schmerzlosen Handhabung.

13.2.4 Implantierbare Sensoren

Die aufwändigste und anspruchvollste Lösung wäre, Zuckersensoren in den Körper einzupflanzen. Dazu müssten sie über einen langen Zeitraum, möglichst über mehrere Jahre hinweg, stabil messen. Erste Beispiele dafür gibt es, wenn auch zunächst noch im Stadium von Experimenten.

In Montpellier (Frankreich) wurde 2001 nach vorangegangenen Tierversuchen ein chemisch den Zucker nachweisender Sensor der Firma Medtronic-MiniMed (ähnlich dem Nadelsensor) mit einem Durchmesser von ca. 2 mm bei Diabetikern in eine Vene (im Schulterbereich) eingepflanzt und sogar mit einer ebenfalls eingepflanzten Insulinpumpe gekoppelt. Die Messwertübertragung erfolgte telemetrisch auf eine Anzeige außerhalb des Körpers. Nach umfangreichen Tests übernahm der Sensor bei 2 Patienten über 2 Tage die Steuerung der Insulinabgabe über die Insulinpumpe.

Die Genauigkeit der Messungen war über eine Zeit von ca. 6 Monaten ausreichend gut, ließ dann allerdings etwas nach. Die längste Zeit, die ein Sensor stabil arbeitete, betrug 11 Monate, was auf jeden Fall ein bedeutender experimenteller Erfolg ist. Anschließend wurden die Sensoren wieder aus dem Körper herausoperiert.

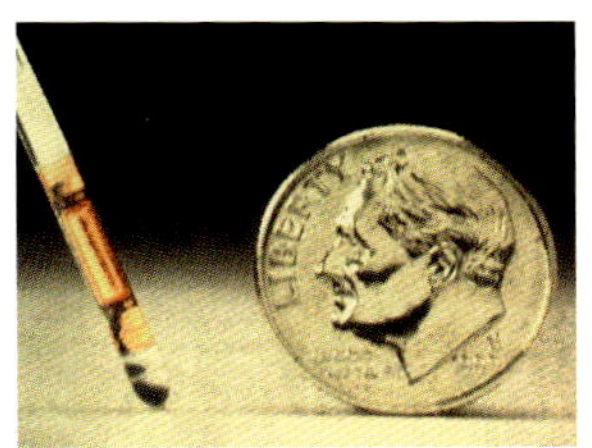

Abb. 13.14: Implantierbarer Sensor der Firma Medtronic-MiniMed

Eine amerikanische Firma stellte bereits mehrfach einen unter die Haut implantierbaren Sensor mit dem Namen „*DexCom*" vor. Er besteht aus einem Zylinder aus Keramik, der eine Größe von 7 x 1 cm und ein Gewicht von 15 g aufweist. Der Zuckersensor (auf chemischer Basis), die Batterie und die Sendeeinheit zur Übertragung der Messwerte auf eine Anzeige außerhalb des Körpers sind in dem Zylinder enthalten. Das Einpflanzen des Sensors unter die Haut dauert bei örtlicher Betäubung ca. 30 Minuten. Der Zucker wird alle 30 Sekunden gemessen. In Experimenten wurden bis zu 8 Monaten Messwerte in ausreichender Genauigkeit gewonnen. Wie für den implantierten MiniMed-Sensor auch, handelt es sich dabei zunächst um vielversprechende erste Experimente. In Zukunft ist insbesondere die Frage zu klären, wie ein Sensor beschaffen sein muss, der noch längere Zeit, als 8-12 Monate, funktionsfähig bleibt. Neben Problemen mit der Lebensdauer der Batterie ist auch die Langzeitstabilität der elektrochemischen Elektrode zu gewährleisten, auf welcher die chemische Umwandlung der Glukose basiert.

13.2.5 „Unblutige" Zuckersensoren

Bei der Darstellung der verschiedenen Sensoren wird bestimmt aufgefallen sein, dass diese, von der „*GlucoWatch*" einmal abgesehen, immer eine Verletzung der Haut oder vielleicht des Körpers (Operation bei implantierbaren Sensoren) erforderlich machen. Es stellt sich deshalb die Frage, ob es nicht auch noch andere Verfahren gibt, die sich verletzungsfrei einsetzen lassen.

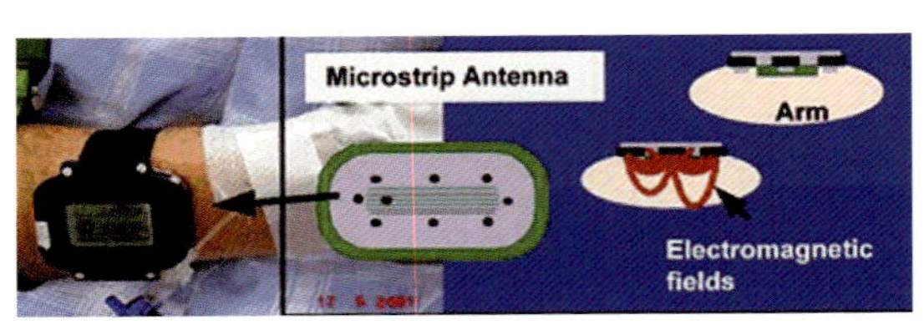

Abb. 13.15: Prinzip des Glukosesensors „NI-CGMD" der Firma Pendragon

Auf die Versuche der unblutigen Messung war im ersten Abschnitt dieses Kapitels eingegangen worden. Die dort bisher gescheiterten Bemühungen für die punktuelle Messung des Zuckers mit Hilfe eines infraroten Lichtstrahls verhindern natürlich auch die Anwendung bei der kontinuierlichen Messung. Leider haben nun in den letzten 1-2 Jahren auch die umfangreichen Bemühungen vieler Firmen und Forschungseinrichtungen zur optischen Zuckerbestimmung deutlich nachgelassen, so dass es (leider) an berechtigter Hoffnung fehlt.

Ein anderer Ansatz ist die Messung der Veränderung eines niedrigfrequenten elektromagnetischen Feldes durch die Zuckermoleküle unter der Haut. Erste vorsichtig optimistische Ergebnisse liefert dazu der Zuckersensor „*NI-CGMD*" der Firma Pendragon. Auf der Unterseite einer Uhr mit einer Größe von 50 mm x 50 mm x 14 mm (vom Aussehen ähnlich der „*GlucoWatch*") befinden sich Elektroden, die in der Haut das elektromagnetische Feld erzeugen. Pro Minute erfolgt eine Messung. Die Werte werden alle 10 Minuten auf der Anzeige dargestellt. Da die Untersuchungen noch am Anfang stehen, kann über die Zuverlässigkeit der Messungen und sich eventuell ergebende Probleme wenig gesagt werden.

13.2.6 Ausblick

Zusammenfassend lässt sich feststellen, dass die Entwicklung in den letzten drei Jahren deutlich vorangeschritten ist. Allerdings gibt es leider noch nicht den idealen Zuckersensor, mit dem sich der Zucker zuverlässig und für den Diabetiker auf bequeme Art und Weise messen lässt. Dieser wäre dann auch geeignet zur Steuerung einer Insulinpumpe, womit man dem Ziel einer künstlichen Bauchspeicheldrüse nahe kommen würde.

Auf einem ganz anderen Blatt steht die Frage, wie die Diabetiker, aber auch die Ärzte mit der großen Menge an Messwerten umgehen, die bei der ständigen Messung anfallen. Hier zeigen nämlich die ersten Erfahrungen mit dem „*CGMS*"-Zuckersensor von MiniMed, dass es gar nicht so einfach ist, aus den gemessenen Zuckerwerten die richtigen Schlussfolgerungen für die Behandlung des Diabetes zu ziehen. Man wird in diesem Zusammenhang sicher eine Menge lernen müssen.

14. Rechtliche Situation

14.1 Grundzüge der rechtlichen Situation

Das Gesundheitsstrukturgesetz, das im Sozialgesetzbuch V (SGB V) seinen Niederschlag gefunden hat, ist sicherlich eines der modernsten und sinnvollsten Gesetze in der Welt zu Gesundheitsfragen, auch wenn es viele Kritiker gibt und man sicherlich als Anwender dieses Gesetzes gelegentlich über die Fesseln eines solchen Rahmens stöhnt.

Eine der wesentlichen Aussagen dieses Gesetzeswerkes ist das sogenannte „Wirtschaftlichkeitsgebot". So muss eine Behandlung stets **„ausreichend, zweckmäßig und wirtschaftlich"** sein, damit sie von den Krankenkassen übernommen werden kann.

Dieses Wirtschaftlichkeitsgebot darf jedoch niemals einseitig nur unter Wirtschaftlichkeitsaspekten gesehen werden, denn eine notwendige Therapie wird auf jeden Fall von den Krankenkassen übernommen, auch wenn damit hohe Kosten verbunden sind. Vielmehr bedarf es stets des Zusammenspiels dieser drei im Gesetz verankerten Faktoren. Drei Punkte definieren immer eine „Ebene". Ein Gebäude kann auf dieser nur errichtet werden, wenn die Ebene ausgewogen ist. Wenn nur die Wirtschaftlichkeit betrachtet wird, dann ist die Ebene schief und das Gesundheitssystem gerät ins Wanken.

Es geht also niemals um eine „optimale" Therapie und Diagnostik, die ohne Schwierigkeiten ein Vermögen verschlingen kann, ohne wesentlich effektiver zu sein als eine „ausreichende" Behandlung. Schließlich kann man mit einer Unzahl an Messergebnissen nur Daten produzieren, die allesamt unnütz sind und gelegentlich sogar Verwirrung stiften.

Schließlich sind bei allen Messungen auch Fehler möglich, so dass unkritisch geglaubte Laborwerte ohne klinischen Bezug manchmal mehr Schaden anrichten, als sie nützen können. Natürlich gibt es Standards in der Diagnostik und Therapie für Diabetiker, die als Standards durchaus den Charakter des Rechtsanspruches haben. So ist eine Diabetesbehandlung ohne entsprechende Schulung, ohne regelmäßige Kontrolle der Augen, der Füße, der Nieren, der Nerven und des Herzens nicht sinnvoll, nicht ausreichend und schon gar nicht wirtschaftlich.

Alle, die in die Behandlung von Diabetikern mit eingebunden sind, sollten den Punkt einer ausreichenden, zweckmäßigen und wirtschaftlichen Therapie berücksichtigen. Das gilt für Ärzte in Klinik und Praxis, aber auch für die Krankenkassen.

Dieser Aspekt des Wirtschaftlichkeitsgebotes mag am Beispiel der Selbstkontrolle dargestellt werden. Immer wieder gibt es jedoch Probleme hinsichtlich der Verordnung der Teststreifen. Dabei sollten die Betroffenen mindestens so gut informiert sein wie ihre Ärzte. Gelegentlich schadet es auch nicht, wenn Diabetiker besser als einige Ärzte informiert sind. Dann ist alles ganz einfach.

Zwar ist die Blutzuckerkontrolle auch für einen alten Menschen mit Diabetes, der mit Tabletten oder mit Diät alleine behandelt werden kann, prinzipiell möglich, aber in den meisten Fällen weder zweckmäßig noch sinnvoll, weil der ausschließliche Einsatz der weitaus teureren Blutzuckermessstreifen nicht wirtschaftlich ist und weil es sich zudem in wissenschaftlichen Untersuchungen gezeigt hat, dass die Harnzuckerselbstkontrolle in einem solchen Falle durchaus ausreichend ist.

Diabetiker, deren Behandlung ausschließlich über die Ernährung gesteuert werden kann, brauchen eine Unterzuckerung nicht zu befürchten. Daher reicht es aus zu wissen, ob die Blutzuckerwerte weitgehend normal sind oder nicht. Die Langzeitkontrolle ist dann dem Arzt mit der Messung des HbA_{1c} vorbehalten und kann die Güte der Stoffwechselführung bewerten.

Leider gibt es in unserer Gesellschaft immer mehr jüngere Menschen, bei denen ein Typ-2-Diabetes diagnostiziert wird. Diese sind auf Grund ihrer Gefährdung Typ-1-Diabetikern gleichzustellen und bedürfen daher auch einer Blutzuckerkontrolle. Schließlich ist es das Ziel, eine normnahe Stoffwechselsituation zu erzielen, diese aber kann nur durch Blutzuckerwerte kontrolliert werden. Die jüngsten Betroffenen mit einem Typ-2-Diabetes sind nicht älter als 12 bis 14 Jahre, und es müsste als zynisch gewertet werden, ihnen die modernen Möglichkeiten der Selbstkontrolle vorzuenthalten. Es muss daher als Grundregel festgestellt werden, dass sich die Art der Selbstkontrolle nicht nur nach der Art der Erkrankung, sondern auch nach dem Therapieziel zu richten hat.

- Ist es das Therapieziel, Folgekrankheiten zu verhindern, dann muss durchaus über eine ergänzende Blutzuckerkontrolle nachgedacht werden.
- Ist das Therapieziel dagegen, Symptomfreiheit zu erhalten (insbesondere bei höherem Alter), dann ist durchaus die Harnzuckerkontrolle als sinnvolle Methode anzusehen.
- Die Harnzuckerkontrolle als völlig veraltet anzusehen, ist aber auch heute noch nicht als gerechtfertigt zu betrachten.
- Ist allerdings die Nierenschwelle erhöht, was bei älteren Menschen häufig vorkommt – auch ohne krankhaften Prozess –, dann muss die Blutzuckerkontrolle als alleinige Methode der Wahl angesehen werden.

Diabetiker, die allein mit Acarbose (Glucobay®) oder Metformin (z. B. Glucophage®) behandelt werden, benötigen die Blutzuckerselbstkontrolle nur unter den o. g. besonderen Bedingungen, weil unter dieser Medikation – auch in Kombination – keine schweren Unterzuckerungen möglich sind. Daher möchte man in einem solchen Falle vornehmlich wissen, ob die Stoffwechselsituation ausgeglichen geführt ist oder nicht. Für diese Information reicht die täglich durchgeführte Harnzuckerschätzung, ergänzt durch die 14-täglich ermittelten Blutzuckertagesprofile völlig aus. Vor allem soll an dieser Stelle betont werden, dass die häufig von einigen Betroffenen durchgeführten Bestimmungen der Nüchternblutzuckerwerte lediglich die Funktion haben, dem Betroffenen zu bestätigen, dass er Diabetiker ist. Es kann nicht die Aufgabe der Kostenträger sein, im Rahmen knapper werdender Ressourcen Unsinniges zu finanzieren.

Die Stoffwechselkontrolle bei Betroffenen, die mit Sulfonyharnstoffen wie Euglucon® behandelt werden, wird häufig ebenso als Indikation für die Harnzuckerkontrolle betrachtet. Doch in diesem Fall ist die Problematik schon weit schwieriger, denn die schweren und lang anhaltenden Unterzuckerungen, die diese Substanzen hervorrufen können, haben oft zum Ruf nach einer häufig und regelmäßig durchzuführenden Blutzuckerkontrolle geführt. Trotzdem sollte man bedenken, dass sich nach entsprechender Schulung und gelegentlicher Blutzuckerkontrolle auch bei dieser Klientel die Harnzuckerkontrolle als wirksames Mittel erweisen kann. Sicher sollten diese Patienten auch die Unterzuckerwarnsymptome erlernen, denn dann könnte man auch gezielte Blutzuckerkontrollen durchführen und auf diese Weise eine Krankenhausbehandlung vermeiden.

Grundsätzlich muss festgestellt werden, dass es die Aufgabe des Arztes in Zusammenarbeit mit „seinen" Patienten ist, die Art und die Häufigkeit der Selbstkontrolle festzulegen. Sinnvollerweise wird dies im Gesundheits-Pass Diabetes dokumentiert. Es geht leider nicht, dass ein älterer Mensch mit einem Typ-2-Diabetes anlässlich eines Festes ein Blutzuckermessgerät geschenkt bekommt und sich später wundert, dass der Arzt ihm keine Teststreifen für dieses manchmal sehr unnütze Gerät verschreibt. Der Arzt wird in einem solchen Falle möglicherweise von den Patienten bedrängt, die Teststreifen zu verordnen, obwohl kein Anlass für eine solche Verordnung besteht. In einem solchen Falle muss sich der Arzt auch seiner Kassenärztlichen Vereinigung und diese den Krankenkassen gegenüber verantworten, so dass es durchaus verständlich ist, wenn er dem Betroffenen in einem solchen Falle die Blutzuckerteststreifen vorenthält.

Zweckmäßig in einem solchen Falle ist jedoch bei Kenntnis der Nierenschwelle der Einsatz der Harnzuckerkontrolle und die Dokumentation der Testergebnisse, um eine Stoffwechselverschlechterung rechtzeitig zu bemerken. Die Kontrolluntersuchung wird dann durch den Arzt mittels der Kontrolle des HbA_{1c} ergänzt, dem Langzeitwert, der einem Blutzuckergedächtnis vergleichbar über den Durchschnitt der letzten Monate Auskunft gibt.

Für insulinbehandelte Typ-2-Diabetiker sowie für alle Typ-1-Diabetiker ist die Harnzuckerselbstkontrolle dagegen nicht ausreichend, weil damit kaum eine normnahe Stoffwechselführung möglich ist. Dadurch kann das Auftreten von diabetischen Folgeschäden gefördert werden, mit der Konsequenz, dass beachtliche Kosten entstehen. Die 1993 veröffentlichte DCCT-Studie hatte bereits deutlich gezeigt, dass Diabetiker mit einer intensivierten Insulintherapie, die sich nur durch die begleitende Blutzuckerselbstkontrolle vernünftig durchführen lässt, sowohl die besseren HbA_{1c}-Werte aufwiesen als auch weniger Folgekrankheiten entwickelten. Für solcherart behandelte Diabetiker ist folglich die Blutzuckerselbstkontrolle ausreichend, zweckmäßig und wirtschaftlich, so dass die Verordnung der Teststreifen in jedem Falle möglich sein muss. Im Gegenteil, die ausschließliche Verordnung von Harnzuckerteststreifen entspräche nicht der Aufforderung des § 12 SGB V (Zweckmäßigkeit), so dass sich hieraus ein Rechtsanspruch der Patienten auf die Verordnung der Teststreifen ableiten lässt.

Andererseits leitet sich auch hieraus ab, dass die Selbstkontrolle gewissenhaft durchgeführt werden muss, denn ein Vergeuden der Teststreifen oder eine sachfremde Anwendung würden dem Wirtschaftlichkeitsgebot widersprechen.

Grundsätzlich gilt, dass jeder Diabetiker, der sich Insulin spritzt, auch in der Lage sein sollte, seinen Blutzucker zu bestimmen, damit er im Falle einer Unterzuckerung diese auch identifizieren kann, um nachfolgend die notwendigen Maßnahmen gegen ein solches Geschehen einzuleiten.

Neben dem Wirtschaftlichkeitsgebot steht die Verpflichtung des § 2 SGB V: *„Qualität und Wirksamkeit der Leistungen haben dem allgemein anerkannten Stand der Erkenntnisse zu entsprechen und den medizinischen Fortschritt zu berücksichtigen“*. In der heute immer noch geführten Diskussion hinsichtlich der Verwendung eines Blutzuckermessgerätes muss auch dieser Punkt mit berücksichtigt werden. Sicherlich haben die Teststreifen, die ausschließlich zur Schätzung herangezogen werden können (Haemoglucotest 20-800®), ihren historischen Wert. Insbesondere kann der geübte Untersucher gute Schätzergebnisse vorlegen, die den Messungen mit einem Gerät kaum nachstehen. Der Trend des medizinischen Fortschrittes, ohne dass hier wesentliche Mehrkosten entstehen, geht jedoch eindeutig zu den modernen Blutzuckermesssystemen.

Der gesetzlich verankerte medizinische Fortschritt (§ 2 SGB V) darf nicht nur im Sinne der Großgerätetechnik verstanden werden, denn durch die Weiterentwicklung hochwertiger Messgeräte können Fehler, die früher unvermeidbar waren, weitgehend ausgeschlossen werden. Gerade die Blutzuckermessgeräte der neueren Generation haben ihre technischen Verbesserungen insbesondere aus der Motivation heraus erhalten, individuelle Fehlermöglichkeiten möglichst zu verhindern.

Ein weiteres Argument für die Geräte lässt sich aus dem SGB V § 70 ableiten. Hier heißt es, dass die *„Krankenkassen durch geeignete Maßnahmen auf eine hu-*

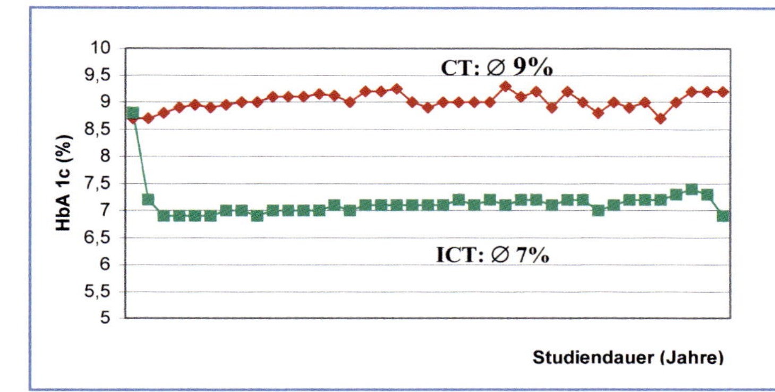

Abb. 14.1a: DCCT – Mit der intensivierten Insulinbehandlung sank der HbA_{1c}-Wert durchschnittlich um 2 % im Studienverlauf über 9 Jahre

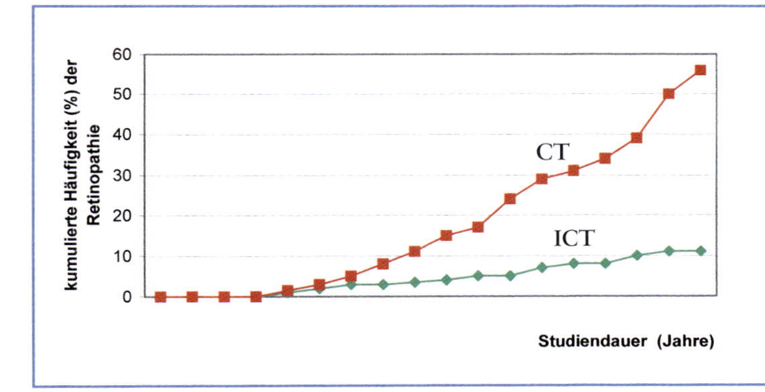

Abb. 14.1b: DCCT – Durch die besserer Blutzuckereinstellung unter der intensivierten Insulinbehandlung war die Ausbildung von diabetischen Augen-Veränderungen im Studienverlauf über 9 Jahre deutlich geringer

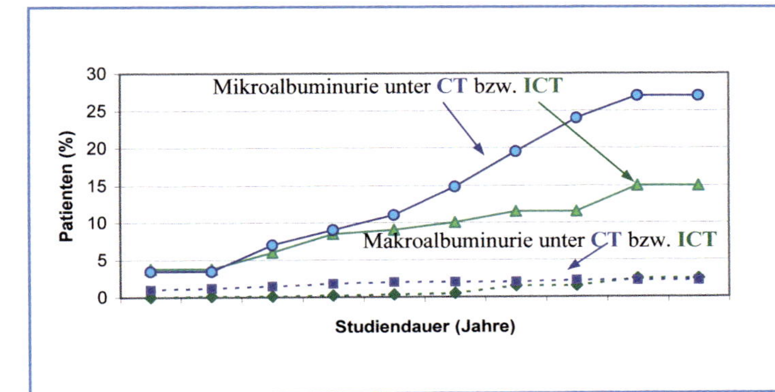

Abb. 14.1c: DCCT – Durch die bessere Blutzuckereinstellung unter der intensivierten Insulinbehandlung war die Ausbildung von diabetischen Nieren-Veränderungen im Studienverlauf über 9 Jahre deutlich geringer

Abb. 14: Ergebnisse der DCCT-Studie mit 1441 Typ-1-Diabetikern

mane Krankenbehandlung ihrer Versicherten hinzuwirken" haben. Die Frage hinsichtlich der **Humanität** der Behandlung muss jedoch gestellt werden, wenn Diabetiker zu raschen Unterzuckerungen neigen und dann wie bei visueller Verwendung des historischen Haemoglucotest 20-800® oder des guten alten Reflolux zusätzliche zwei Minuten warten müssen, um einen brauchbaren Wert zu erhalten, wenn es bereits möglich ist, nach wenigen Sekunden einen objektiven Wert zu messen.

Ebenso mag die Durchführung nächtlicher visueller Schätzungen unter dem Aspekt der Humanität diskutiert werden, denn Typ-1-Diabetiker, die immer wieder auch nächtliche Messungen bei Kunstlicht durchführen müssen, werden in ihrem Schlafverhalten durch den zusätzlichen Aufwand mehr gestört als durch die nahezu reflexhaft durchführbare Blutzuckermessung mittels eines Gerätes. Schließlich gehören für jeden Typ-1-Diabetiker gelegentliche nächtliche Messungen zur Therapiesicherheit, um die Richtigkeit der Basalrate zu überprüfen und ggf. Korrekturen einzuleiten.

Was die Wirtschaftlichkeit angeht, so muss darauf verwiesen werden, dass die Blutzuckermessgeräte heute recht preiswert sind (unter 50 €) und andererseits die Teststreifen für die visuelle Schätzung ebensoviel kosten wie die Streifen für die Messung mittels eines Gerätes.

14.2 Verordnungsfähigkeit der Teststreifen

Jeder Diabetiker hat einen Rechtsanspruch auf die Verordnung seiner Teststreifen.

Dabei ist festgelegt, dass die Teststreifen von der Zuzahlung ausgeschlossen sind. In jedem Falle müssen also Teststreifen von der Krankenkasse bezahlt werden.

Dies ist die Aussage von § 31 SGB V. Auf Rechtsunsicherheiten sei am Rand hingewiesen. Dieser § 31 SGB V regelt Arznei- und Verbandmittel. Bekanntermaßen sind Arzneimittel zuzahlungspflichtig. Es ist das Verdienst der Deutschen Diabetes-Union (DDU), erreicht zu haben, dass **„Harn- und Blutteststreifen"** von der Zuzahlung ausgenommen sind. Zwar meint der Gesetzgeber wohl die Blutzuckerteststreifen, geschrieben hat er jedoch etwas anderes. Damit könnten nach dem Gesetz wohl auch Teststreifen für Cholesterin oder die Mikroalbuminurie verordnet werden. Die Wertigkeit dieser Maßnahmen soll hier jedoch nicht diskutiert werden. Anschließend an die gesetzliche Zusage kommt jedoch eine Erläuterung, die geradezu grotesk anmutet.

Hier kann man lesen: *„Nach § 2 Abs. 2 Nr. 4 des Arzneimittelgesetzes gelten Teststreifen zur Bestimmung von Glucose im Harn oder Blut als Arzneimittel. Leistungsrechtlich werden diese Teststreifen von den Krankenkassen den Applikationshilfen zugeordnet. Sie werden somit wie Hilfsmittel behandelt und sind daher zuzahlungsfrei. Durch die Er-*

gänzung wird klargestellt, dass für die Teststreifen weiterhin keine Zuzahlung zu leisten ist.“

Zweck dieser Erläuterung ist es, zu betonen, dass Teststreifen **Arzneimittel** sind, wiewohl die Einnahme solcher Teststreifen Fragen aufwirft – selbst der zäpfchenartige Gebrauch dürfte mit Schwierigkeiten verbunden sein. **Leistungsrechtlich** werden diese Testmaterialien den Applikationshilfen zugeordnet, d. h. sie werden **für den Patienten** in anderer Weise gehandhabt als andere Arzneimittel. Da sie **somit** wie Hilfsmittel behandelt werden, ergibt sich jedoch eine neue Rechtssituation, die auch für den Arzt gelten müsste. Eine Klage zu dieser Frage wurde bedauerlicherweise abgewiesen.

Diese Rechtsunsicherheit betrifft nur die Ärzte, nicht aber die Betroffenen. Vor dem Gesetz sind alle gleich – so ist aus unserem Grundgesetz zu erfahren. Auch aus diesem Grunde erscheint es notwendig, eine eindeutige Klärung der anstehenden Frage herbeizuführen, denn es ist unverständlich, wenn es der Gesetzgeber zulässt, dass ein und dieselbe Sache einmal wie ein Arzneimittel, im anderen Fall wie ein Hilfsmittel behandelt wird. Diese Rechtsunsicherheit ist jedoch insofern von Interesse, da in einem Falle der Bewertung als Arzneimittel die Teststreifen dem Arzneimittelbudget der Ärzte zugerechnet werden und sich manche Ärzte aus Angst vor Regressen scheuen, die notwendige Verordnung vorzunehmen. Werden sie jedoch **„somit wie Hilfsmittel behandelt“**, dann werden sie nicht diesem Budget zugerechnet. Wohlgemerkt, es geht hier um sehr viel Geld. Überschlagsmäßig errechnet sich hier ein Betrag von ca. 500 Millionen € allein für die Selbstkontrolle, wenn diese in korrekter Weise durchgeführt wird. Nachdem es sich jedoch gezeigt hat, dass der Betroffene, der sich selber kontrolliert, seltener krank ist und auch viel seltener im Krankenhaus liegen muss, weiß man, dass die Selbstkontrolle unvorstellbar viel Geld spart.

Würden alle Diabetiker einmal am Tage den Urin überprüfen, so ergäbe dieses einen Betrag von 75 Millionen € für die Harnzuckerkontrolle. Die insulinbehandelten Diabetiker benötigen durchschnittlich am Tag Teststreifen für 1,50 € – intensiviert behandelte für ca. 3,50 € –, so dass der Betrag von 500 Millionen € für Testreifen leicht erreicht wird. Es gibt Untersuchungen, die zeigen, dass der nicht geschulte Diabetiker, der auch keine Selbstkontrolle durchführt, durchschnittlich elf Tage pro Jahr im Krankenhaus liegen muss. Alle Ursachen der Krankenhausaufnahme sind hier mit einbezogen. Der geschulte Diabetiker bringt jedoch nur fünf Tage und der Stoffwechselgesunde vier Tage im Krankenhaus zu, d. h. bei einer Anzahl von 4 Millionen Diabetikern und mittleren Krankenhauskosten von ca. 125 € pro Tag ergibt sich ein Betrag von 3 Milliarden €, der unnötigerweise für Krankenhausaufenthalte ausgegeben werden müsste – oder anders: Die Selbstkontrolle spart dem Gesundheitssystem jährlich ca. 2,5 Milliarden €.

Vorher jedoch hat der Arzt festgelegt, in welcher Art und Weise die Selbstkontrolle durch den einzelnen Betroffenen durchgeführt werden soll. Sinnvollerweise sollte die Art der Selbstkontrolle in den Krankenunterlagen des Arztes dokumentiert sein.

Es dürfte eigentlich nicht mehr vorkommen, dass einem Diabetiker gesagt wird, dass die Teststreifen nicht bezahlt werden, so wie es in der Vergangenheit oft geschehen ist. Schaut man sich allerdings die Verordnungsrealität an, so muss man erschrecken über die Tatsache, dass Teststreifen nur bei weniger als 20 % der Diabetiker verordnet werden. Das heißt, dass Diabetiker immer wieder erfahren müssen, dass ihnen Teststreifen vorenthalten werden mit der Begründung, die Krankenkassen würden die Kosten nicht mehr übernehmen. Diese Aussage mancher Ärzte ist falsch.

14.3 Verordnung von Blutzuckermessgeräten

Die Verordnung von Blutzuckermessgeräten ist nicht vom Gesetzgeber, wohl aber von den Krankenkassen geregelt. Am 8. September 1992 haben folgende Krankenkassen einer gemeinsamen Stellungnahme zugestimmt, welche die Verordnungsfähigkeit von Messgeräten für Körperzustände im Rahmen der kassenärztlichen Versorgung regelt:

- AOK-Bundesverband
- BKK-Bundesverband
- IKK-Bundesverband
- See-Krankenkasse
- Bundesverband der landwirtschaftlichen Krankenkassen
- Bundesknappschaft
- Verband der Angestellten-Krankenkassen
- Arbeiter-Ersatzkassenverband

Hier heißt es zur Verordnungsfähigkeit der Blutzuckermessgeräte:

„Blutzucker-Messgeräte sind Hilfsmittel zur Abschätzung der Glukosekonzentration im Blut. Die Messung erfolgt in Proben von Kapillarblut.

Eine regelmäßig selbst durchgeführte Kontrolle des Glukosestoffwechsels gibt dem Patienten und dem Arzt einen guten Überblick über die therapeutisch erreichte Stoffwechselsituation unter Alltagsbedingungen.

Eine regelmäßige Selbstkontrolle des Stoffwechsels ist bei einem entsprechend geschulten insulinbehandelten Diabetiker eine wesentliche Ergänzung der regelmäßigen Betreuung durch den Arzt. Sie führt zu einer Verbesserung der Krankheitsprognose, da sie wesentlich hilft, eine normnahe Einstellung zu erzielen und das Auftreten sowohl akuter Entgleisungen als auch langfristiger Komplikationen einzuschränken. Die erforderliche Häufigkeit der Blutzuckerbestimmung hängt von der Art der Therapie und der Stabilität des Stoffwechsels ab.

Unabhängig vom Messprinzip (reflektometrisch oder elektrochemisch) ist die häusliche Bestimmung der Blutglukosekonzentration mit Hilfe von Messgeräten in der Regel nicht sicherer oder genauer als die visuelle Ablesung eines Blutzuckerteststreifens im Farbvergleich, auch wenn dreistellige Digitalanzeigen eine höhere Genauigkeit vorspiegeln. Eine visuelle

Ablesung eines Teststreifens ist deshalb in der Regel gleichwertig und wirtschaftlicher.

Blutzuckermessgeräte sind für insulinbehandelte Diabetiker nur dann notwendig, wenn eine visuelle Auswertung durch den Patienten nicht möglich ist wegen

- *einer Farbsehschwäche und/oder*
- *anderen Formen der Sehbehinderung.*

Dies sollte im Einzelfall durch ein entsprechendes augenärztliches Gutachten bestätigt werden.

Die Sehbehinderung darf die sichere Handhabung des Gerätes nicht beeinträchtigen.

Blutzucker-Messgeräte können – genauso wie Teststreifen – nur geschulten Diabetikern zur Verfügung gestellt werden, die auch ein „Diabetiker-Tagebuch" führen und in der Lage sind, die Messergebnisse auszuwerten.

Sonder- oder Zusatzausstattungen zur elektronischen Protokollierung und/oder Analyse der Messwerte fallen nicht in die Leistungspflicht der Gesetzlichen Krankenkassen."

Diese Stellungnahme der Krankenkassen kann nicht kommentar- und kritiklos übernommen werden, obwohl viel Positives zu bemerken ist. Wichtigste Aussage ist sicherlich, dass die Selbstkontrolle bei dem **geschulten Diabetiker** zu einer Verminderung der Komplikationen führt. **Damit erkennen alle Krankenkassen auch die Notwendigkeit der Schulung für Diabetiker an. Hier ist nichts darüber zu lesen, wo diese Schulung stattzufinden hat. Schließlich kann sie in der Praxis, der Klinik oder aber einer Rehabilitationseinrichtung durchgeführt werden.** Es gibt zwar immer mehr Regionen, in denen sowohl Typ-1- als auch Typ-2-Diabetiker mit und ohne Insulin sowie auch schwangere Diabetikerinnen ambulant geschult werden können, aber von einer einheitlichen Diabetesstruktur in Deutschland sind wir immer noch weit entfernt. Daher verwundert es nicht, dass in einem Bundesland die ambulante Schulung im Rahmen eines Strukturvertrages geregelt ist, in einem anderen dagegen nicht. Dabei sollte auch an dieser Stelle darauf hingewiesen werden, dass eine Schulung für Diabetiker, aber auch eine entsprechende Behandlung und Kontrolle

- viel Leid ersparen kann
- mehr Lebensqualität erbringt und
- weniger kostet.

Weiterhin wird jedoch ein Zusatz vermisst: Die Betroffenen müssen es gelernt haben, selbstständig die Insulindosis den sich ändernden Verhältnissen anzupassen. Das Ziel der Selbstkontrolle ist schließlich nicht nur das Erfassen von vielen Daten, sondern die Betroffenen sollen vielmehr Konsequenzen aus den Messergebnissen ziehen – also diese nicht nur auswerten.

Es muss weiterhin bemerkt werden, dass eine Stellungnahme der Deutschen Diabetes-Gesellschaft von 1991 nicht von den Krankenkassen berücksichtigt worden ist. Offensichtlich haben die Krankenkassen selbstständige Beschlüsse gefasst, ohne die für derartige Fragen zu-

ständige Einrichtung zu konsultieren. Möglicherweise hat aber auch ein einzelner Arzt seine persönliche Meinung den Krankenkassen gegenüber zum Besten gegeben, und dieses an der offiziellen Stellungnahme der Deutschen Diabetes-Gesellschaft vorbei.
Hier heißt es:

„Verlautbarung des Grundsatz-Ausschusses der Deutschen Diabetes-Gesellschaft
Verwendung von Geräten zur Blutglukose-Selbstkontrolle"

„Die Blutglukose-Selbstkontrolle ist als Therapiekontrolle der Harnzuckermessung überlegen, da sich mit ihr rasche Änderungen der Blutglukose, insbesondere auch drohende Hypoglykämien, erkennen lassen.

Jeder insulinspritzende Diabetiker muss deshalb in der Lage sein, seinen Blutglukosespiegel selbst zu bestimmen. Zeitpunkt und Häufigkeit der Bestimmungen hängen von der Art der Therapie und der Stabilität des Stoffwechsels ab. Erfahrungsgemäß ist die Qualität der Stoffwechseleinstellung bei Typ-1-Diabetikern um so besser, je häufiger Blutzuckermessungen durchgeführt werden. Die Blutglutglukose-Selbstkontrolle sollte auch hypoglykämiegefährdeten Patienten unter oraler Therapie ermöglicht werden.

Für die Selbstkontrolle stehen Geräte zur Verfügung, die entweder reflektometrisch oder mit Enzymelektroden messen. Der visuelle Farbvergleich mit einer Farbskala entspricht bei guten Lichtverhältnissen dem Ergebnis der reflektometrischen Messungen. Dennoch empfiehlt sich in vielen Fällen ein Messgerät, da es konkrete Zahlenwerte liefert und damit die Selbstanpassung der Insulindosis erleichtert, die Patienten motiviert und ihnen weniger Spielraum für wunschgemäße Korrekturen lässt. Unerlässlich sind Messgeräte jedoch bei

- ***Sehbehinderung oder Farbsehschwäche***
- ***generell ungünstigen Lichtverhältnissen.***

Ein wichtiger Bestandteil der Blutglukose-Selbstkontrolle ist die Dokumentation der gemessenen Werte. Mit Hilfe der Datenverarbeitung können Messwerte auch gespeichert und graphisch dargestellt werden. Außerdem bedarf die Blutglukose-Selbstkontrolle einer regelmäßigen ärztlichen Gegenkontrolle durch Laborwerte, die der Qualitätssicherung unterliegen. Teststreifen und Messgeräte sollten nur verordnet werden, wenn der Patient im Rahmen der Diabetikerschulung gelernt hat, damit umzugehen."

Der Unterschied zwischen beiden Stellungnahmen ist groß. Einerseits werden nur **optische und augenärztliche** Aspekte bei der Beurteilung der Verordnungsfähigkeit von Blutzuckermessgeräten berücksichtigt, andererseits kommen jedoch auch **diabetologische Gedanken** zum Tragen. Es ist bekannt, dass die Teststreifen bei Kunstlicht nicht oder nur unzureichend abgelesen werden können. Da nun jeder intensiviert behandelte Diabetiker auch nächtliche Messungen durchführen muss, bestehen – außer im Sommer am Nordkap – generell **ungünstige Lichtverhältnisse**, die den Einsatz von Messgeräten zwingend notwendig machen.

Wichtig ist auch die Berücksichtigung der Motivation der Betroffenen, die gerade bei Kindern und Jugendlichen eine große Rolle spielt. Immer wieder kann man erleben, dass die visuellen Blutzuckerschätzungen „geschönt“ werden, d. h. man möchte für sich den schlechten Blutzuckerwert nicht akzeptieren und schätzt damit unbewusst einen etwas niedrigeren Glukosewert. Die Folge davon ist dann ein schlechter HbA_{1c}-Wert, der im völligen Gegensatz zu den Blutzuckermessergebnissen im Testheft steht.

Erschreckend ist eine Formulierung in der Stellungnahme der Krankenkassen, die nur auf der Unkenntnis der Materie beruhen kann: „Die Sehbehinderung darf **die sichere Handhabung des Gerätes nicht beeinträchtigen**“, heißt es in der gemeinsamen Absprache. Offensichtlich ist man der Meinung, dass blinde oder schwer sehbehinderte Diabetiker nicht in der Lage sind, ein Blutzuckermessgerät zu bedienen, denn sonst ergibt diese Aussage keinen Sinn. Die Messungen mit einem Gerät sind nicht eine Frage des Sehvermögens, sondern orientieren sich an den intellektuellen Fähigkeiten des Betroffenen! So kann ein geistig Behinderter trotz seines guten Sehvermögens nicht selbst in der Lage sein, die Messungen vorzunehmen, andererseits gibt es Diabetiker, die bedauerlicherweise infolge ihrer Erkrankung oder aus anderen Gründen erblindet sind und die sehr wohl in der Lage sind, ein derartiges Messgerät zu bedienen, das durch akustische Signale den Betroffenen über die Höhe des Blutzuckers informiert.

Die Kontrolle der Technik und die Schulung müssen hier natürlich in ganz besonderer Weise erfolgen, damit sich der Betroffene auf seine Werte verlassen kann. Aber auch blinde Diabetiker haben einen Rechtsanspruch auf eine dem heutigen Kenntnisstand entsprechende Therapie und können nicht durch einen Beschluss der Krankenkassen von den therapeutischen Möglichkeiten ausgeschlossen werden.

Sinnvoll ist es, die Art der Selbstkontrolle mit dem Hausarzt oder dem Facharzt festzulegen. In jedem Falle können die Testmaterialien verordnet werden. Die Verordnung eines Messgerätes muss jedoch begründet sein. Nicht zulässig sind Wunschverordnungen, d. h. wenn sich ein Patient ein Gerät wünscht, ohne es nötig zu haben, kann es nicht verordnet werden. Dies gilt jedoch nicht nur für das Gerät, sondern auch für die Testmaterialien, denn schließlich haben diese gegenüber den heute preiswerten Messgeräten den Löwenanteil an den Kosten für die Blutzuckerselbstkontrolle.

14.4 Möglichkeiten des Sparens

Wie man feststellen konnte, kosten die Teststreifen ein Vermögen. Es ist daher notwenig, dass jeder Diabetiker sich seiner Verantwortung auch bewusst ist. Der gewissenhafte Umgang mit den Testmaterialien sollte für jeden selbstverständlich sein.

Es gibt unterschiedliche Möglichkeiten der Kosteneinsparungen für die Krankenkassen. Jeder Euro, den ein Betroffener einspart, kommt den Krankenkassen zugute, die durch die Versorgung einer chronischen Krankheit in erheblichem Maße belastet sind.

Die Angebote eines günstigen Einkaufes sollten genutzt werden. Es bieten sich dazu Versandhändler an, die auch einen entsprechenden Service vorhalten. Obwohl die Teststreifen zunächst einmal den Arzneimitteln zugeordnet werden, müssen sie nicht in Apotheken verkauft werden. Es besteht die Möglichkeit, regionale Abgabestellen einzurichten. Das Göttinger Modell durch aktive Mitglieder des Deutschen Diabetiker Bundes zeigt diesen Weg auf. Andererseits kann das Rezept auch an einen „Diabeteshändler" geschickt werden, der dann auf größere Teststreifenmengen doch einen respektablen Rabatt einräumt. Auch Apotheken können dazu übergehen, Rabattmöglichkeiten einzuräumen. Beispiele existieren bereits.

Durch eine sinnvolle Wahl der Messpunkte kann die Anzahl der Tests reduziert werden. Immer wieder kann man Betroffene kennenlernen, die bis zu zwanzig Messungen an einem Tage durchführen, die am liebsten ständig über den aktuellen Blutzucker Bescheid wissen wollen und die die erträumte „Zuckeruhr" durch diskontinuierliche Messungen vorwegnehmen möchten. Diese Art des Umganges mit den Teststreifen ist wohl nur in einem extrem seltenen Falle indiziert und kann von der Krankenkasse auch nicht bezahlt werden.

Zu Zeiten, als noch überwiegend visuelle Teststreifen wie der *Haemoglucotest 20-800®* eingesetzt wurden, kam als eine weitere Einsparmöglichkeit die Teilung des Teststreifens in der Länge durch Durchschneiden hinzu. Diese Möglichkeit ist bei den heute verwendeten Teststreifen nicht mehr gegeben, es sei denn, man gehört noch zu den Anwendern des historischen *Haemoglucotest 20-800®*.

14.5 Qualitätssicherung

Jeder Arzt muss die Qualität seiner Leistungen dokumentieren. Dies gilt sowohl für die Kliniken als auch für den niedergelassenen Arzt. Diese gesetzliche Vorschrift, die manchem Arzt verständlicherweise Kopfzerbrechen bereitet, sollte auch für den Diabetiker selbstverständlich sein.

Die Dokumentation der Messergebnisse ist nicht nur ein Mittel, um die Güte der Stoffwechseleinstellung aufzuzeigen, sondern auf diese Weise kann auch die Anzahl der verbrauchten Teststreifen registriert werden. Entsprechend der gemeinsamen Stellungnahme der Krankenkassen ist dies jedoch eine wichtige Voraussetzung für die Verordnungsfähigkeit der Testmaterialien. Auch ist bekannt, dass die Verminderung der Blutzuckerkontrollen mit einer deutlichen Verschlechterung der Stoffwechselsituation

Ziele der Blutzuckerselbstkontrolle	Ziele der Harnzuckerkontrolle
Komaverhütung	Komaverhütung
Unterzuckererkennung	
Insulindosiskorrektur und Anpassung	
Verhinderung von Folgekrankheiten	Verhinderung von Folgekrankheiten
Sicherheit	Sicherheit
Verbesserung individueller Freiheit	Verbesserung individueller Freiheit
Akzeptanz	Akzeptanz

Tabelle 14.1 Vergleich der Möglichkeiten von Harnzucker- und Blutzuckerselbstkontrolle

einhergeht (vgl. Stellungnahme der Deutschen Diabetes-Gesellschaft im Anhang).

Hinzu kommt die Frage der Verlässlichkeit der eigenen Messungen. Hier bietet sich der Vergleich mit den ärztlichen Messungen an. Jeder Betroffene muss sich bei jeder einzelnen Messung auf sein System verlassen können, denn schließlich hängt von jeder Blutzuckerbestimmung die angepasste Insulingabe ab. Hierzu bedarf es immer wieder der Kontrolle durch den behandelnden Arzt. Es scheint günstiger zu sein, dass direkte Vergleichsmessungen mit frischem Blut durchgeführt werden. Eine Vergleichsmessung, bei der man den Wert nicht kennt, ist günstiger als die Untersuchung von Kontrolllösungen, die immer wieder einen gleichen Wert ergeben sollten. Auf jeden Fall ist es sinnvoll, das eigene Gerät und die eigenen Teststreifen mit zum Arzt zu nehmen. Hier kann dann parallel die Blutzuckerbestimmung vorgenommen werden. Der Arzt oder die Helferin sollten den Vorgang der Blutzuckerbestimmung in allen Einzelheiten beobachten, denn es gibt immer wieder Fehlermöglichkeiten, die nicht im System liegen, sondern durch den Anwender bedingt sind. Natürlich ist die Qualitätssicherung auch seitens der Hersteller der Teststreifen erforderlich und wird von verlässlichen Firmen selbstverständlich auch erbracht.

	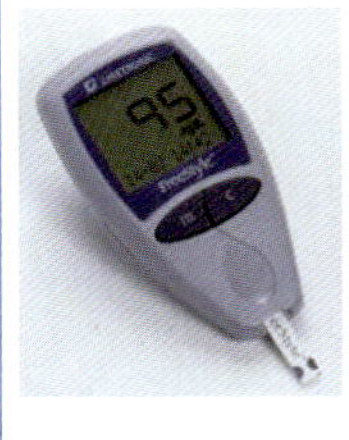 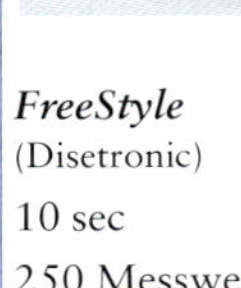	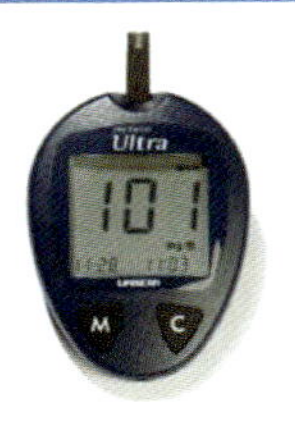	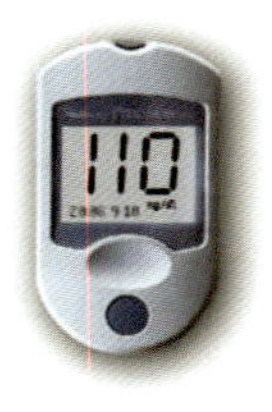	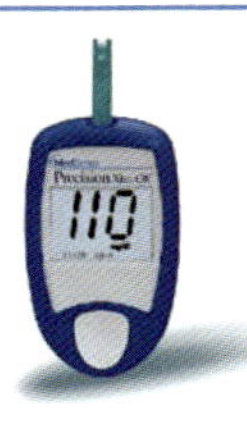
	FreeStyle (Disetronic)	***One Touch Ultra*** (Lifescan)	***Precision Xtra*** (MediSense)	***Precision Xtra OK*** (MediSense)
Messdauer	10 sec	5 sec	20 sec	20 sec
Messwert-Speicher	250 Messwerte mit Datum und Uhrzeit	150 Messwerte mit Datum und Uhrzeit	450 Messwerte mit Datum und Uhrzeit	450 Messwerte mit Datum und Uhrzeit
Messwert-Anzeige	umschaltbar mg/dl bzw. mmol/l	umschaltbar mg/dl bzw. mmol/l	umschaltbar mg/dl bzw. mmol/l	umschaltbar mg/dl bzw. mmol/l
Computer-Auswertung	Datenübertragung auf PC möglich	Datenübertragung auf PC möglich	Datenübertragung auf PC möglich	Datenübertragung auf PC möglich
Messbereich	1,1-27,8 mmol/l 20-500 mg/dl	1,1-33,3 mmol/l 20-600 mg/dl	1,1-33,3 mmol/l 20-600 mg/dl	1,1-33,3 mmol/l 20-600 mg/dl
Blutmenge	0,3 µl	1,0 µl	3,5 µl	3,5 µl
Codierung	über Taste C	über Taste C	mit Codestreifen	mit Codestreifen
Teststreifen	FreeStyle Teststreifen	One Touch Ultra Teststreifen	Precision XtraPlus Elektroden	Precision XtraPlus Elektroden
Besonderheiten	Winziger Blutstropfen ermöglicht Blutentnahme auch an anderen Körperregionen (z. B. Unterarm)	Mit 5 Sekunden Messdauer sehr schnell; Blutentnahme auch am Unterarm möglich	Blutketon-Bestimmung zusätzlich mit Xtra β-Keton Elektroden möglich	Bewährte Sensortechnologie im neuen Design (ohne β-Keton-Messung)

Anhang 1: Übersicht über ausgewählte Blutzuckermessgeräte (nach Katalog DIA REAL GmbH)

	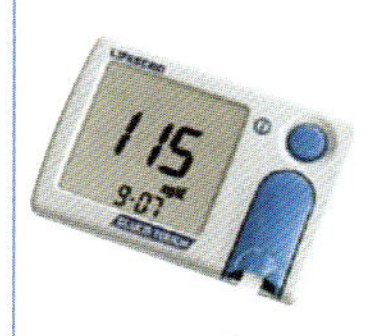 *Gluco Touch* (Lifescan)	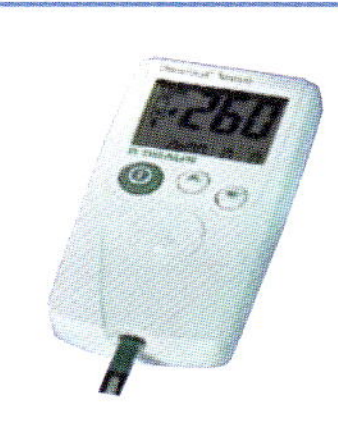 *Omnitest Sensor* (Braun)	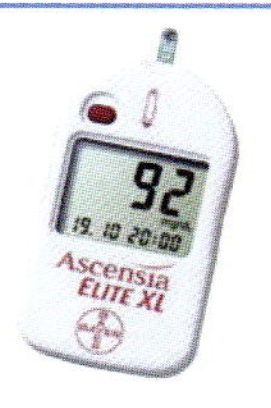 *Ascensia Elite XL* (Bayer)	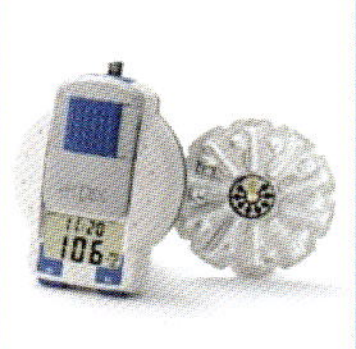 *Ascensia DEX 2* (Bayer)
Messdauer	30 sec	15 sec	30 sec	30 sec
Messwert-Speicher	150 Messwerte mit Datum und Uhrzeit	200 Messwerte mit Datum und Uhrzeit	120 Messwerte mit Datum und Uhrzeit	100 Messwerte mit Datum und Uhrzeit
Messwert-Anzeige	umschaltbar mg/dl bzw. mmol/l	umschaltbar mg/dl bzw. mmol/l	umschaltbar mg/dl bzw. mmol/l	umschaltbar mg/dl bzw. mmol/l
Computer-Auswertung	Datenübertragung auf PC möglich	Datenübertragung auf PC möglich	Datenübertragung auf PC möglich	Datenübertragung auf PC möglich
Messbereich	1,1-27,8 mmol/l 20-500 mg/dl	1,1-33,3 mmol/l 20-600 mg/dl	1,1-33,3 mmol/l 20-600 mg/dl	0,6-33,3 mmol/l 10-600 mg/dl
Blutmenge	ca. 7 µl	5 µl	2 µl	3,5 µl
Codierung	über Taste C	mit Codechip	mit Codestreifen	automatisch
Teststreifen	Gluco Touch Teststreifen	Omnitest Sensor	Ascensia Elite Sensor	Ascensia Autodisc für DEX
Besonderheiten	Benetzung des Teststreifens erfolgt außerhalb des Gerätes, dadurch einfache Handhabung u. Blutententnahme an anderen Körperregionen möglich (Ohrläppchen)	Moderne Sensortechnologie zum günstigen Preis (Teststreifen)	Einfache Handhabung mit praktischen Zusatzfunktionen; Automatisches Ansaugen des Blutstropfens	Einfache Handhabung durch integrierte 10er Teststreifen Disc und Ansaugen des Blutstropfens; Automatische Codierung

Übersicht (Fortsetzung)

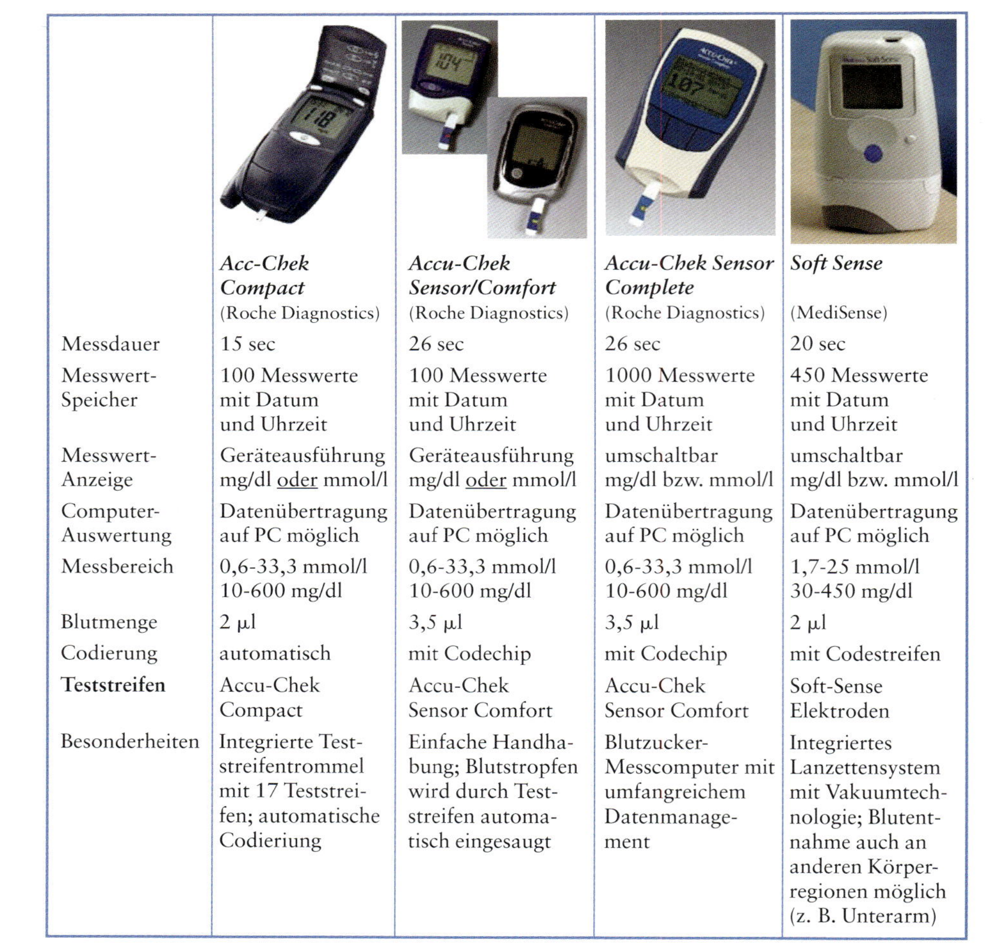

	Acc-Chek Compact (Roche Diagnostics)	*Accu-Chek Sensor/Comfort* (Roche Diagnostics)	*Accu-Chek Sensor Complete* (Roche Diagnostics)	*Soft Sense* (MediSense)
Messdauer	15 sec	26 sec	26 sec	20 sec
Messwert-Speicher	100 Messwerte mit Datum und Uhrzeit	100 Messwerte mit Datum und Uhrzeit	1000 Messwerte mit Datum und Uhrzeit	450 Messwerte mit Datum und Uhrzeit
Messwert-Anzeige	Geräteausführung mg/dl oder mmol/l	Geräteausführung mg/dl oder mmol/l	umschaltbar mg/dl bzw. mmol/l	umschaltbar mg/dl bzw. mmol/l
Computer-Auswertung	Datenübertragung auf PC möglich	Datenübertragung auf PC möglich	Datenübertragung auf PC möglich	Datenübertragung auf PC möglich
Messbereich	0,6-33,3 mmol/l 10-600 mg/dl	0,6-33,3 mmol/l 10-600 mg/dl	0,6-33,3 mmol/l 10-600 mg/dl	1,7-25 mmol/l 30-450 mg/dl
Blutmenge	2 µl	3,5 µl	3,5 µl	2 µl
Codierung	automatisch	mit Codechip	mit Codechip	mit Codestreifen
Teststreifen	Accu-Chek Compact	Accu-Chek Sensor Comfort	Accu-Chek Sensor Comfort	Soft-Sense Elektroden
Besonderheiten	Integrierte Teststreifentrommel mit 17 Teststreifen; automatische Codierung	Einfache Handhabung; Blutstropfen wird durch Teststreifen automatisch eingesaugt	Blutzucker-Messcomputer mit umfangreichem Datenmanagement	Integriertes Lanzettensystem mit Vakuumtechnologie; Blutentnahme auch an anderen Körperregionen möglich (z. B. Unterarm)

Übersicht (Fortsetzung)

Stellungnahme der Deutschen Diabetes-Gesellschaft zu Teststreifen und Messgeräten zur Blutzuckerselbstbestimmung aus dem Jahr 2000

Auf Anfrage des Bundesverbandes der Innungskrankenkassen, die eine Neufassung der Heil- und Hilfsmittelrichtlinien erarbeiten, gibt der Vorstand der Deutschen Diabetes-Gesellschaft bezüglich der Teststreifen und Messgeräte zur Selbstmessung der Glucosekonzentration bei Patienten mit Diabetes mellitus folgende Stellungnahme ab:

Die Selbstmessung der Blutglucosekonzentration ist nach entsprechender Schulung ein notwendiger Bestandteil der Therapie bei allen Patienten mit Diabetes mellitus, die mit Insulin therapiert werden. Bei Patienten mit Diabetes mellitus Typ 2 handelt es sich um eine sehr heterogene Patientengruppe, bei der, auch wenn keine Insulintherapie durchgeführt wird, eine Blutzuckermessung notwendig, sein kann (z. B. anomale Nierenschwelle, Gravidität, Nichterreichen normaler HbA_{1c}-Werte bei glukosuriefreien postprandialen Urinzucker-Selbstkontrollen).

Grundlage der Verordnung von Selbstkontroll-Materialien bei Patienten mit Diabetes mellitus hat eine fachgerechte Schulung der Patienten im Gebrauch und in der Interpretation der Messwerte zu sein.

Die erforderliche Häufigkeit der Blutzucker-Selbstmessung hängt von der Art der Therapie und der Stabilität des Stoffwechsels ab, wobei Typ-1-Diabetiker mit völligem Insulinmangel im Mittel vier bis sechs Messungen pro Tag benötigen.

Mittlerweile wurde eine große Zahl von Geräten zur Ablesung von Teststreifen entwickelt, die mit verschiedenen Methoden arbeiten. Diese Geräte sind der direkte visuellen Ablesung gleichwertig, in bestimmten Situationen aber (z. B. geringe Beleuchtung bei nächtlichen Messungen oder bei Vorliegen von Farbsehstörungen) einer direkten Ablesung des Teststreifens qualitativ überlegen.

Grundsätzlich ist zu empfehlen, dass die Entscheidung, ob ein Blutzuckermessgerät benutzt werden oder eine direkte visuelle Ablesung des Teststreifen durchgeführt werden sollte, vom behandelnden Arzt zu fällen ist. Dabei ist sicherzustellen, dass eine entsprechende Schulung des Patienten stattgefunden hat.

Obwohl zu dieser Frage nicht um Stellungnahme gebeten wurde, sieht sich der Vorstand der Deutschen Diabetes-Gesellschaft veranlasst, die Problematik der Verschreibung von Teststreifen zur Blut- bzw. Uringlukose-Selbstmessung anzusprechen.

Es ist nicht nachvollziehbar, warum sich diese Teststreifen, deren häufiger

Gebrauch aus diabetologischer Sicht unverzichtbar ist, innerhalb des Arzneimittel-Budgets befinden. Es handelt sich sachlich bei Teststreifen zur Messung der Glucosekonzentration im Blut oder Urin keinesfalls um Medikamente, sondern sie gehören sinngemäß in den Bereich der Heil- und Hilfsmittel, da es sich um „Messgeräte für Körperzustände/funktionen“ handelt. Es wäre extrem kontraproduktiv für die Qualität der Versorgung von Patienten mit Diabetes mellitus, wenn die Nutzung von Selbstkontrollmaterialien durch entsprechend geschulte Patienten in den Rahmen eines „gedeckelten“ Arzneimittelbudgets geraten würde. Auch sollte die Verordnung dieser Meßmethoden unbedingt zuzahlungsfrei für die Betroffenen bleiben.

Dr. R. Renner
Präsident der DDG 1999/2000

Prof. Dr. R. Landgraf
Vorsitzender des Ausschusses Dokumentation, Qualitätssicherung und Informationstechnologie